CW01667026

Agnieszka Nożyńska-Demianiuk

BAJKI LOGOPEDYCZNE

dla dzieci

Ta książka należy do

....

....

....

MARTEL
WYDAWNICTWO

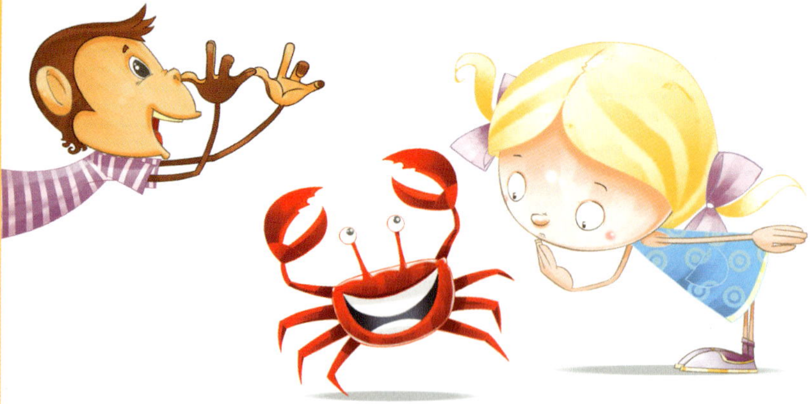

Koncepcja wydania i opracowanie: *VISION PLUS. MEDIA AND PUBLISHING*

Tytuł: *Bajki logopedyczne dla dzieci*
Autor tekstów: Agnieszka Nożyńska-Demianiuk
Redakcja i korekta: Elżbieta Meissner
Ilustracje: Janusz Baszczak
Konsultacja merytoryczna: Beata Romanowska
Projekt okładki: Adam Gdula

Wszelkie prawa zastrzeżone. Książka ani żaden jej fragment nie mogą być powielane ani reprodukowane w jakiejkolwiek formie bez pisemnej zgody wydawcy.

© by Wydawnictwo MARTEL Sp. z o.o.

ISBN 978-83-65944-58-0

MARTEL
WYDAWNICTWO

Wydawnictwo MARTEL Sp. z o.o.
62-800 Kalisz,
ul. Piwonicka 8

Zamówienia telefoniczne
62 753 66 83 wew. 40 lub 22

biuro@wydawnictwomartel.pl

Księgarnia internetowa
www.wydawnictwomartel.pl

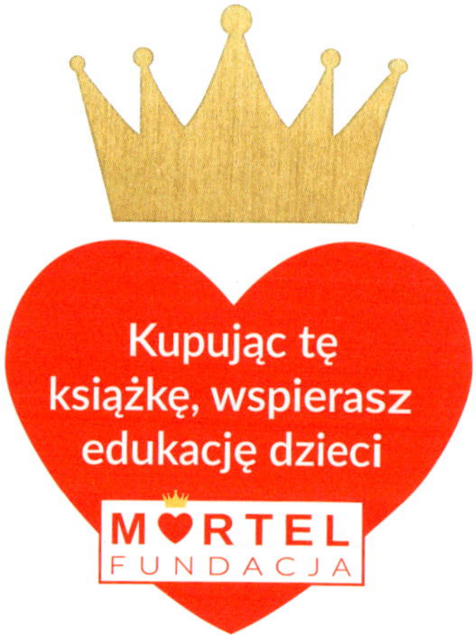

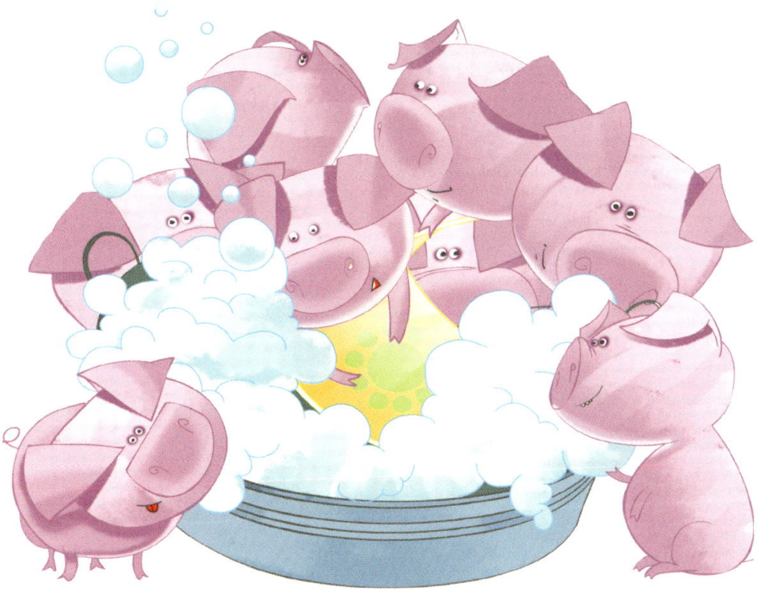

Zapraszamy Cię w podróż do krainy barwnych, wesołych głosek, sylab, słów i zdań, ukrytych w żartobliwych historyjkach ćwiczących poprawną, wyraźną i czystą wymowę. Czytając tę książeczkę, sam albo wspólnie z mamą, świetnie się będziesz bawić, a jednocześnie nauczysz się właściwego wymawiania wyrazów. Każdy rozdział ma za zadanie pomóc Tobie w ćwiczeniu i utrwalaniu wymowy wyodrębnionej głoski w poszczególnych wyrazach i zespołach wyrazów. Będziesz mógł ćwiczyć wymowę sylab i nauczysz się poprawnie wypowiadać wszystkie głoski. Niech ktoś dorosły przeczyta go głośno, uważnie, a potem wolno i starannie powtarzaj poszczególne sylaby i całe słowa. Unikniesz wtedy różnych błędów, np. nie opuścisz żadnej z głosek w wyrazie, nie przekręcisz słowa. Zapraszamy Cię do świata kolorowych przygód z głoskami!

CALINECZKA

Calineczka pocałowała cara elfów i została jego żoną. Codziennie jadła cytrusy i cukierki. Miała cyklamenowy pałac i łódkę z cyprysów.

Jednak cesarz obcego cesarstwa zazdrościł królowi elfów carycy o cudownej cerze. Wacław porwał Calineczkę i zaczął biec z nią pod mur okalający pałac.

– Jesteś tak cudna jak lalka z porcelany! – cmokał. – Zaproszę cię do tańca i będziemy tańczyć walca.

– Nie chcę całusów. Chcę wracać do elfów! – wołała Calineczka.

– Cap! – Nagle Wacława capnął ogromny wąż. Owinął się wokół cesarza.

– Calineczko, możesz uciec! – zasyczał.

– Ocaliłeś mnie! Dziękuję! – Dziewczynka pobiegła do pałacu i ukochanego cara.

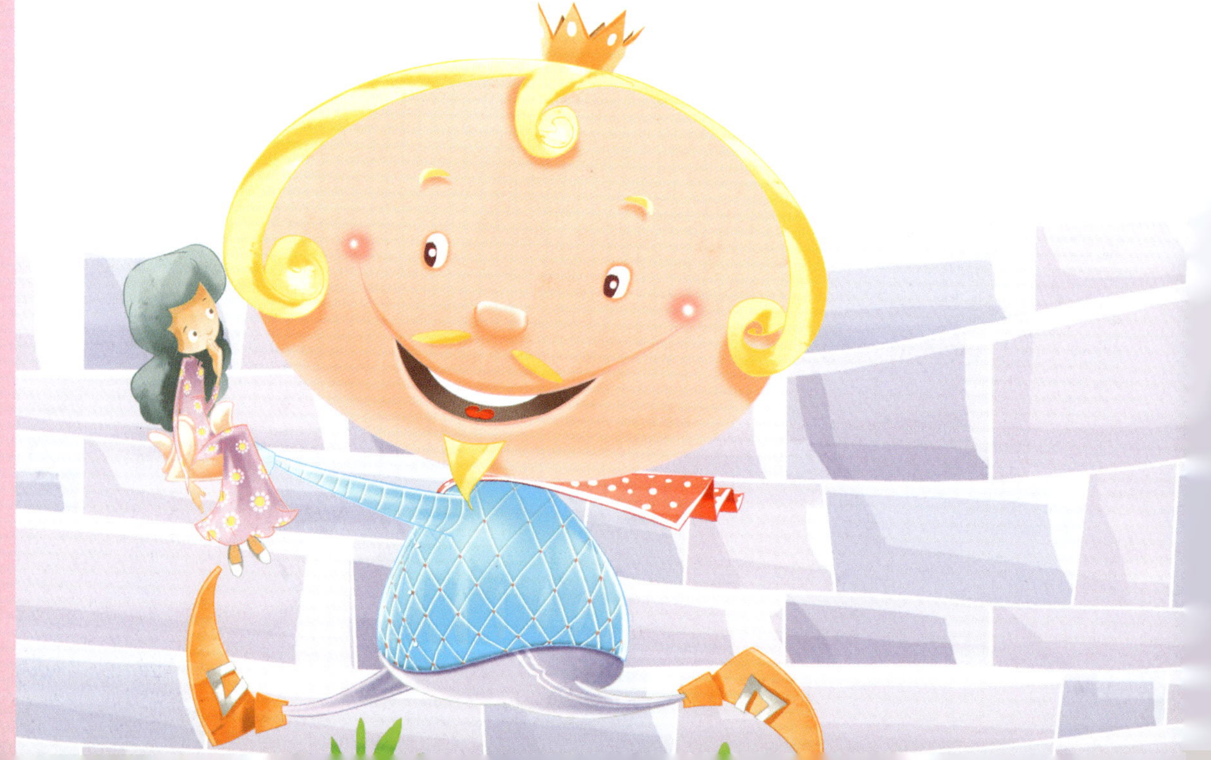

DZBANEK

Dyzma dostał od sąsiada dzbanek z dzwonkiem.

– Na co mi on! – Sąsiad znalazł dzban na drodze. Wrzucił do niego rydze, ale gdy zajrzał do środka, niczego nie znalazł. Wszystko zniknęło w dzbanie!

Dyzma włożył do dzbanka rodzynki i potrząsnął dzwonkiem. Wtem z dzbana zaczęły się sypać rodzynki.

– Ach, to taki jesteś! – Dyzma pogłaskał dzbanek.

Pewnego razu przy ogrodzeniu gospodarstwa Dyzmy stanął zmęczony czarownik.

– Chłopcze, daj mi pić.

Dyzma podał mu mleko, poczęstował kukurydzą. Czarodziej zjadł ze smakiem i rzekł:

– Dam ci za to tyle pieniędzy, ile pomieści dzbanek.

Dyzma podał mu dzban, a on zaczął sypać do środka dukaty. Sypał i sypał, i był zdumiony, że w dzbanie niczego nie ma. Wreszcie pożegnał się i odszedł.

Wtedy Dyzma zadzwonił dzwonkiem, a z dzbana wysypało się mnóstwo pieniędzy! Tak Dyzma stał się bogaczem.

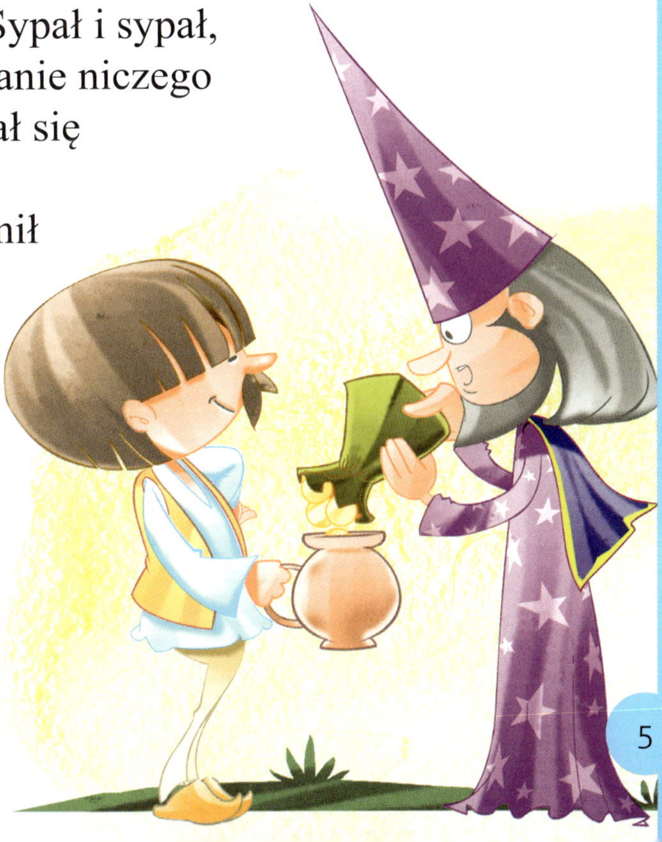

CI

Ć

O BOCIANIE MAĆKU

Do bociana Maćka mieli przyjść goście, ale bociek wcale się nie cieszył.

– Ciocia Wacia zje ćwierć kilo żab z ćwikłą, a wujcio przysmaki z cieciorki. Nie chcę tracić jedzenia!

I postanowił przechytrzyć gości. Cioci dał talerz z ciasteczkiem i bukiecikiem stokrotek, a wujciowi kociołek zupy.

Wacia cierpliwie stukała dziobem w talerz, ale ciężko jej było jeść ciasteczko. Wujcio zaś nie potrafił dziobem wyjmować ciepłej zupy z kociołka.

– My cię ugościmy inaczej. – Ciocia i wujcio wyszli oburzeni.

Kiedy Maciek przyleciał do nich, ciekaw, co zje na wizycie, Wacia podała mu ciężką siatkę.

– My idziemy malować maciejki, a ty przygotuj nam obiad! – rzekła.

Bocian siedział w kapciach i wycierał, i smażył. Aż się spocił! Potem cierpliwie podawał im do stołu, aż w końcu odechciało mu się jeść. I wyszedł z niczym.

– Oj, mam nauczkę! – pomyślał.

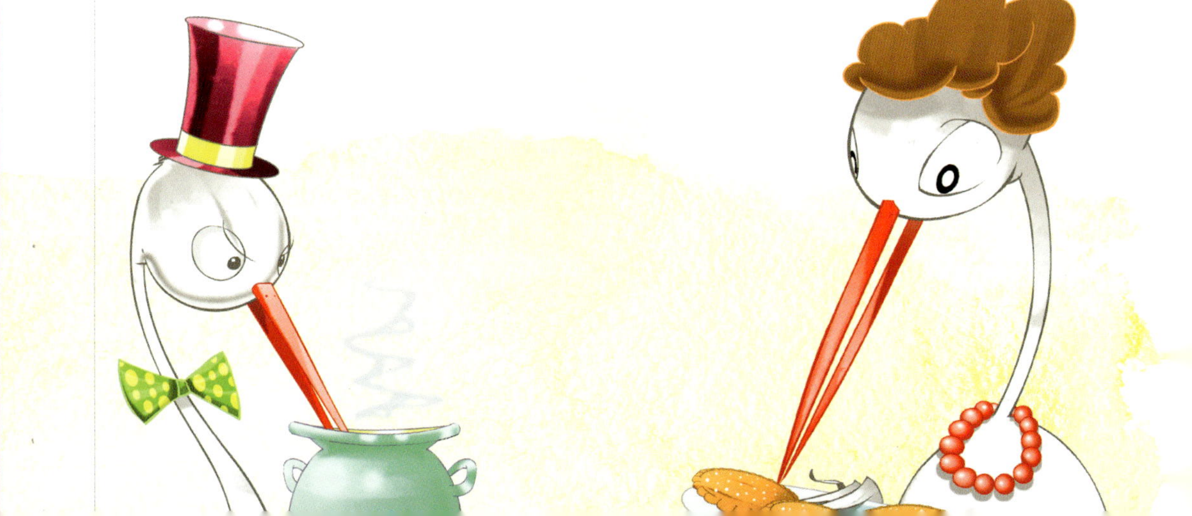

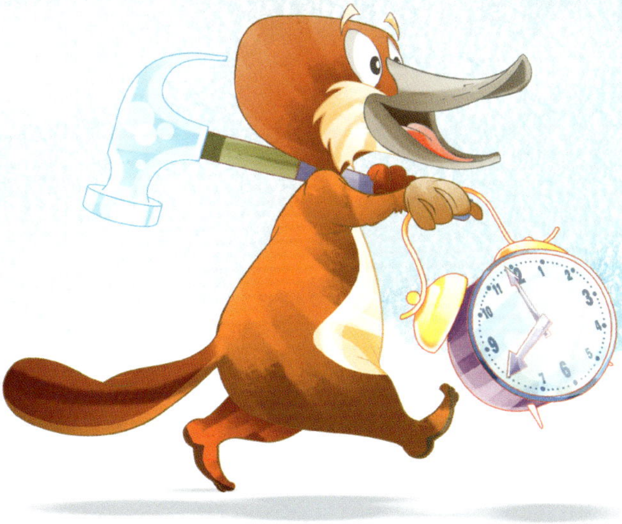

TADZIK I BUDZIK

Dziobak Tadzik chciał dać Madzi budzik na urodziny. „Dźwięk budzika będzie ją codziennie budził do szkoły!" myślał. Kłopot w tym, że budzik nie działał. – Jak go naprawić?

Dziobak poszedł do łabędzia w wodzie.

– Pomógłbyś mi naprawić budzik? – spytał.

– Jadę odwiedzić rodzinę – odparł łabędź.

Tadzik pobiegł do dzika, który dźwigał jakiś ciężar. Ale dzik stwierdził, że zaraz będzie wiercił dziurę w ziemi i nie ma czasu.

Dziobak wziął miedziane gwoździe oraz młotek i uderzył młotkiem w budzik.

– Co się dzieje? – Przyleciał dzielny dzięcioł i zaczął dźgać obudowę dziobem. Wkrótce budzik był naprawiony.

– Jak ci podziękować? – Tadzik się wzruszył.

– Pamiętaj tylko, że masz przyjaciół! – Dzięcioł odleciał. Dzięki temu dziobak odzyskał wiarę w przyjaciół.

DŹ

DZ

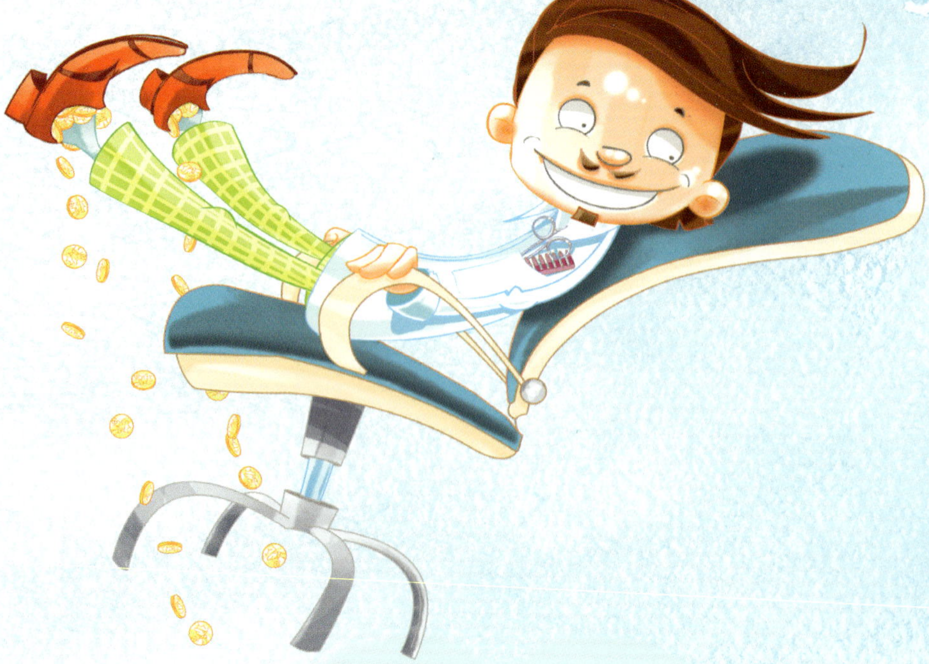

FOTEL

Dawno temu fryzjer Franek odziedziczył po dziadku Fryderyku stary farbowany fotel, obity frędzlami. Kiedy na nim usiadł, fotel zaczął fruwać! Wyfrunął z fryzjerem przez furtkę i pomknął w górę. Falował, aż zerwał flagę na maszcie i ruszył do fabryki perfum w mieście. Potem frunął dalej, potrącił furę i z fantazją wylądował na farmie przy fontannie i fortepianie.

Franek wstał i zobaczył pod fontanną kufer. Gdy go otworzył, wysypały się z niego złote dukaty.

– Mam fart! To fortuna! – ucieszył się fryzjer.

Zapakował monety do pantofli i usiadł na fotelu, a ten pofrunął do Florencji. Podobno Franek prowadzi tam do dziś zakład fryzjerski i ma fart w życiu.

A TO MARCHEWKA

Woźnica Wojtek woził wózkiem worki z włoszczyzną do skupu. Pewnego razu pracował wolno, bo upał był straszny. Wjechał w zagon marchewek i pakował je do worków, gdy wtem wyciągnięta z dołka marchewka zaczęła gnać przed siebie, wołając:

– Nie wpakujesz mnie na talerz! O nie!

Wojtek wpatrywał się w nią z podziwem.

– To pomarańczowe warzywo mówi!

A marchewka powędrowała po łące. „Jestem ciekawa, jak wygląda świat", myślała.

Nagle zobaczył ją zając.

– Wspaniałe śniadanie! – Rzucił się w ślad za marchewką.

– Ratunku! – Schowała się za wsią na polu i tam wypatrzyła ją krowa.

– Muu! – zaryczała krowa, a zdenerwowana marchewka znowu uciekła!

– Świat to nie zabawa! Dlaczego wszyscy wokół chcą mnie zjeść? – pytała.

– Bo jesteś zdrowa i masz mnóstwo witamin. Mee! – zabeczała owca.

– Ach, to wspaniałe! – Od tej pory marchewka była dumna z tego, że wszyscy ją lubią.

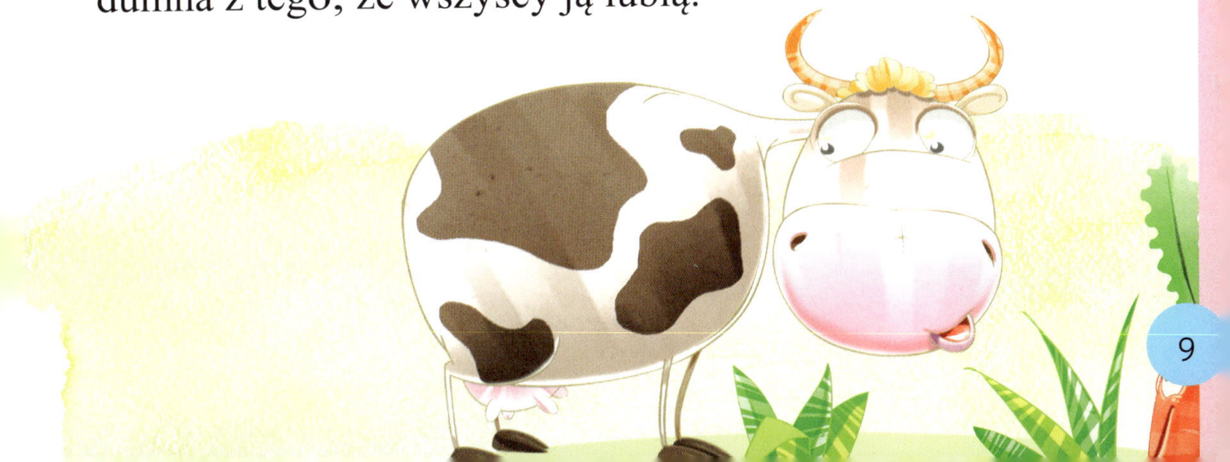

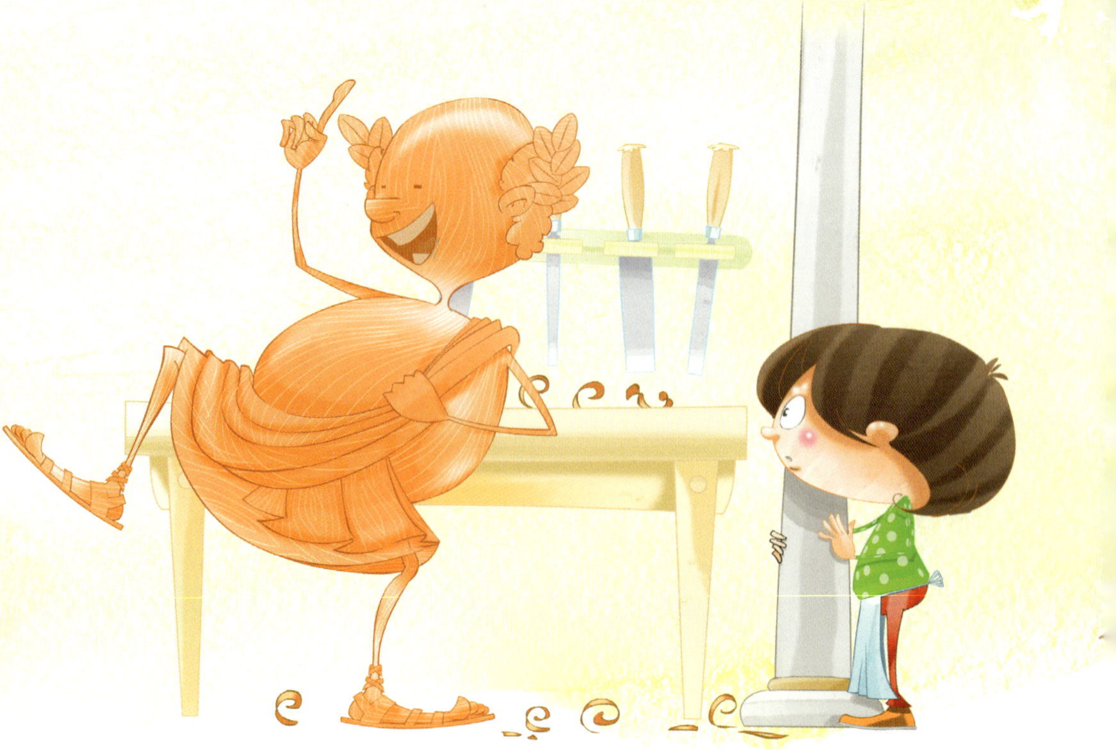

TAŃCZĄCE FIGURY

Filip był synem krakowskiego majstra Fipigliny, a majster rzeźbił piękne figury z drewna. W pokoju wyglądały zza firanek tak fikuśnie i figlarnie, jakby były żywe. Chłopiec też miał talent i potrafił robić filcowe zabawki. Pewnego dnia Filip pomagał ojcu i robił porządki w szafie. Wieczorem stanął za filarem i patrzył, a tu wykute z drewna figury zaczęły fikać i figlować, aż miło!

– Fiu!

Tańczyły nawet drewniane fiołki i fikała figura filozofa. Filip oczy przetarł ze zdziwienia. Wyjrzał zza filara i wtedy figurki znieruchomiały. Tylko fiołki znalazły się na szafie.

Następnego dnia Filip opowiedział o wszystkim Fipiglinie, ale ojciec mu nie wierzył.

WISIA

Na powitanie wiosny Wisia uwielbiała pleść wianki, które puszczała na Wiśle. Były w nich wielobarwne kwiaty, pręty wikliny, igliwie, zawilce i gałązki wiązów. Wieczorem, kiedy słońce zachodziło na widnokręgu, jeden z wianków popłynął z wiatrem. Wisia długo za nim patrzyła.

– Piękny wianek! – zachwyciła się wilga.

– Nie ma orzechów – mówiła wiewiórka.

Wianek podziwiał rankiem wioślarz Witek, który ujrzał go, płynąc łódką po Wiśle.

– Ciekawe, kto wrzucił wianek do wody – powiedział. Niebawem powitał Wisię.

– Jesteś piękna! – Wiele ze sobą rozmawiali, aż w końcu Wisia zaprosiła Witka do wiejskiego gospodarstwa, w którym mieszkała. Zbierali wielkie winogrona, jedli wiśnie, a wieczorem spoglądali na rozgwieżdżone niebo.

– Czy zostaniesz moją żoną? – spytał raz Witek, a Wisia z uśmiechem podała mu rękę.

Ich ślub odbył się nad Wisłą, a jego świadkiem był wiklinowy wianek.

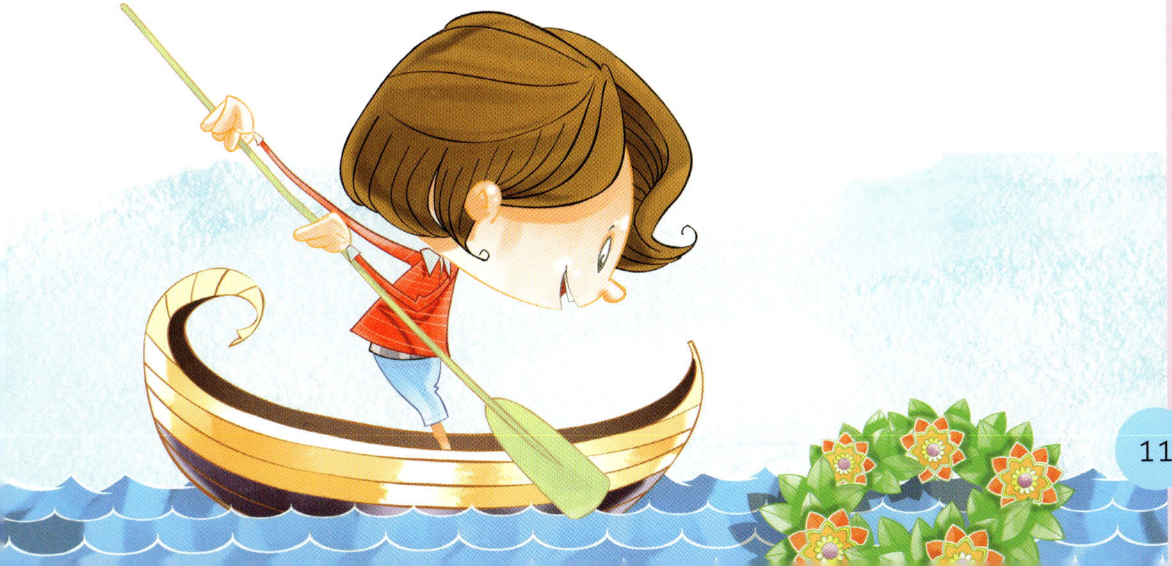

POKAŻ JĘZYK

Jaszczurka Julka lubiła pokazywać język.

– Eeee! – Wysunęła jęzor, gdy pająk Julian przechodził koło niej, tkając sieć.

– Ej-ej, ej, wstydź się! – wyjąkał Julian, ale jaszczurka go zjadła.

– Je-ja-je-jeee! – Przejechała językiem po zębach, gdy ujrzała jamnika Jasia.

– Hau! Hau! Jesteś jadowita jak żmija! – zaszczekał jamnik.

– Eeee tam! – Oburzona, pokazała język jałówce.

Ale jałówka tylko westchnęła.

– Jakaś ty niegrzeczna!

Z krzaków jeżyn wyszedł jeż Jacek z jabłkiem i jagodami.

– Jeeeee! – Jaszczurka wysunęła język, ale jeż się najeżył.

– Aj! Ajajaj!

Jaszczurka chciała zjeść jeża i natrafiła na jego kolce.

– Oj!

Od tej pory już nie pokazuje języka.

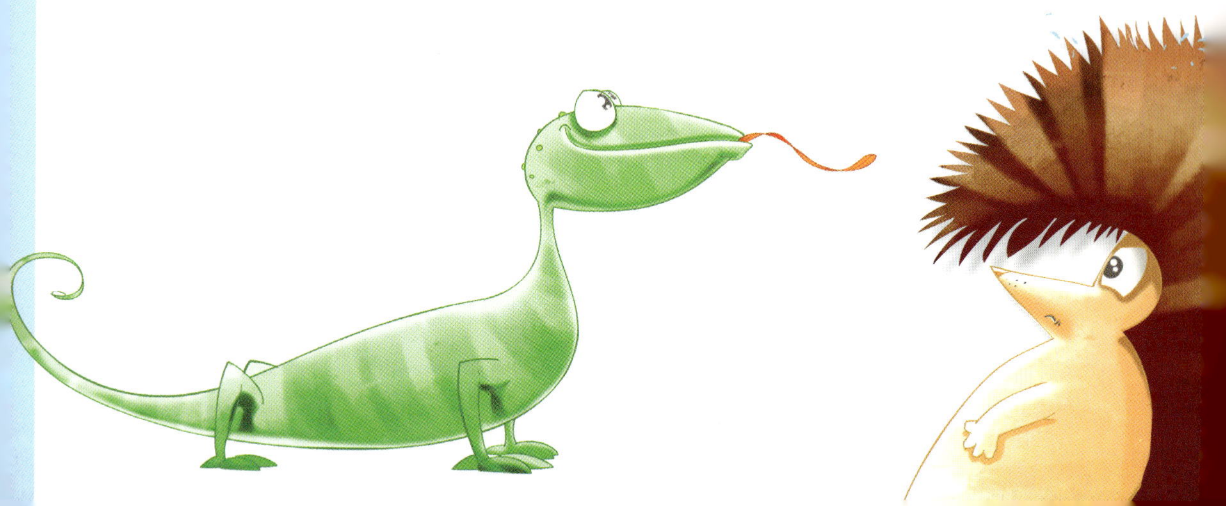

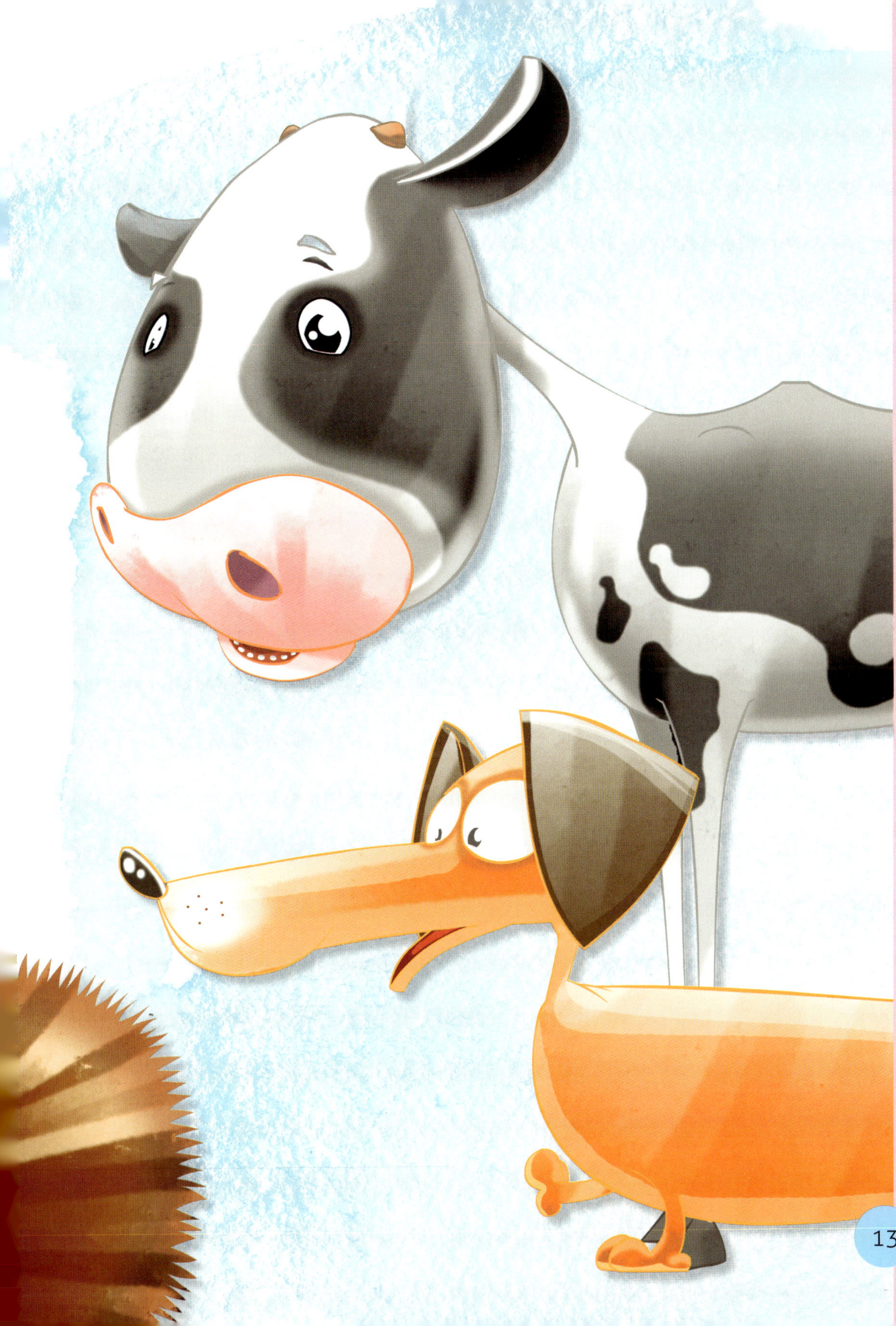

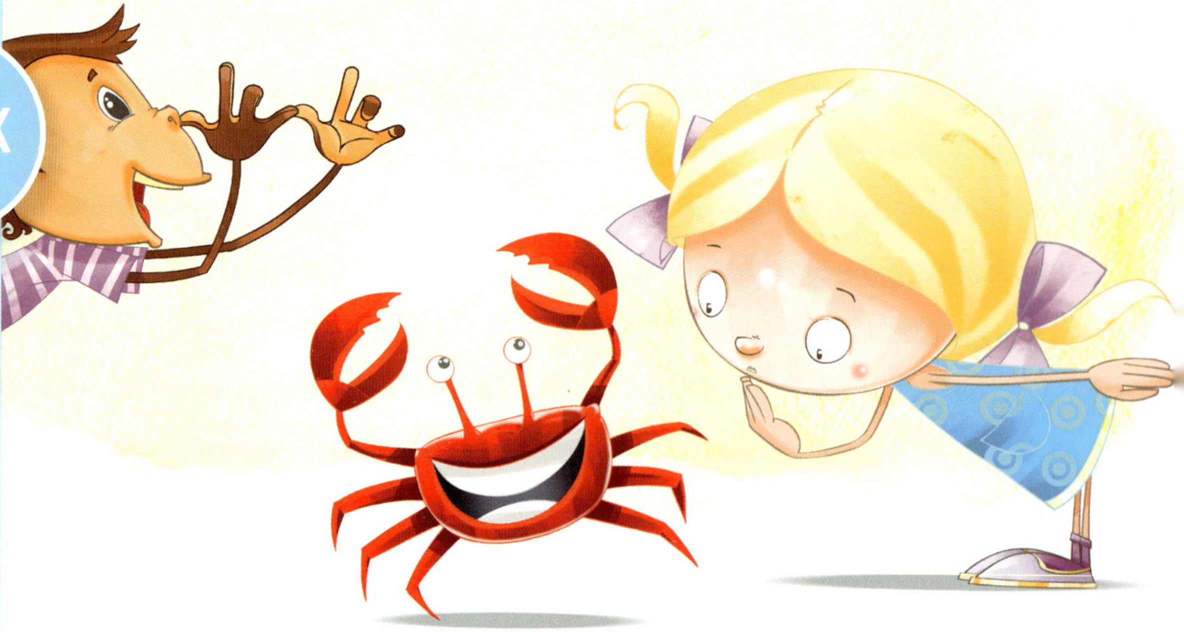

KAZIO I MAŁPKA

Kazio kąpał się w kąpielisku. Zostawił na kocu kolbę kukurydzy, koszulkę i skarpetki. Małpka kapucynka wskoczyła na koc, włożyła rzeczy do koszyka i… uciekła z koszem. Kazio krzyknął do kolegów:

– Gońcie małpkę!

Kuba wyskoczył z zamku z piasku i ruszył w pogoń. Potknął się o klocek i wpadł w kaktusy. Krysia biegła za małpką, ale napotkała kraba. Małpka rzuciła w Krzysia piłką i kokosem.

– Fiku-miku! – Zagrała im na nosie i zniknęła. Jak kamień w wodę!

Ale klops.

– Gdzie ona jest? – myślą Kazio, Kuba, Krysia i Krzyś.

A małpka siedzi w worku kangura i śmieje się.

– Wystrychnęłam was na dudka!

GĘSI

G

Gęś Gabrysia zaprosiła gości na gorące gofry. Gospodyni ugotowała kaszę gryczaną, a tu – puk, puk! – już przyszły gęsi Magda i Jagusia.

– Jesteśmy głodne! – zagęgały i zaczęły się szarogęsić w domu. Magda zjadła galaretki z gablotki, a Jagusia ogórki i grzybki. Ganiały się po ganku, aż pogniotły łodygi grochu i nagietki.

– Goście górą! – gęgały głośno, aż Gabrysia się oburzyła.

– Nie dostaniecie gofrów! – powiedziała.

– Gę, gę, gę! Tylko tak gadasz! – Roześmiały się i dalej figlowały.

– Hau! Hau! – Burek wbiegł do zagrody. – Co to za zgiełk?

I wygonił gęsi za płot. A gorące gofry zjedli Burek i Gabrysia.

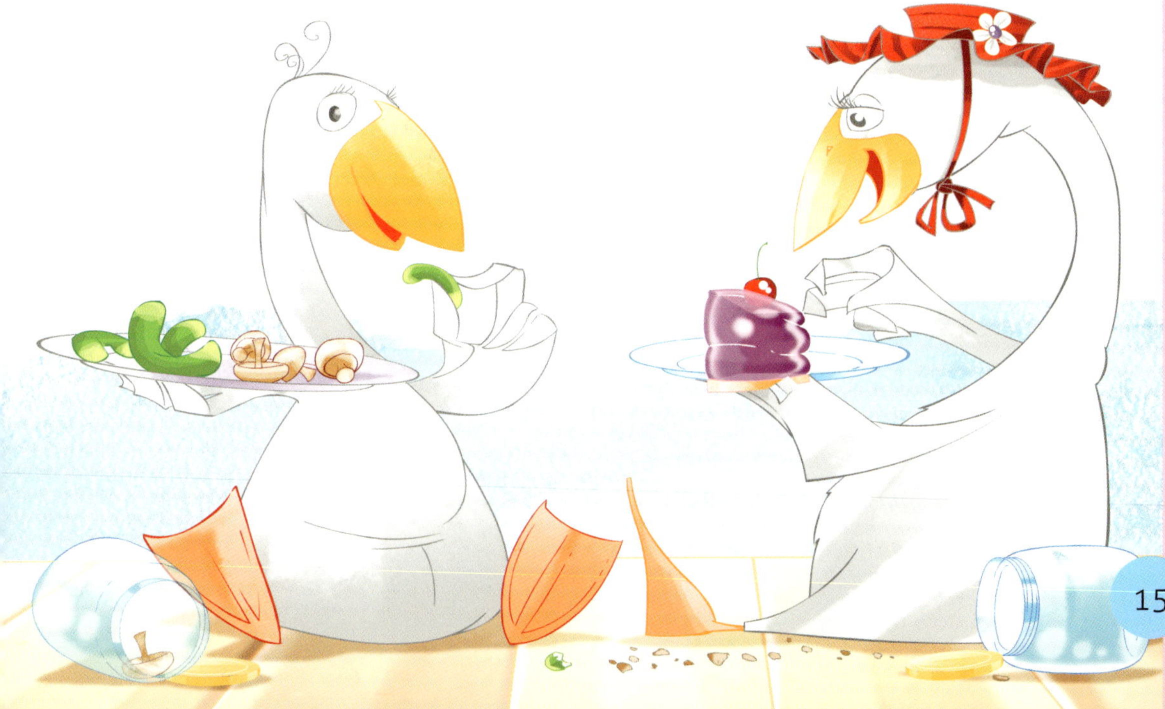

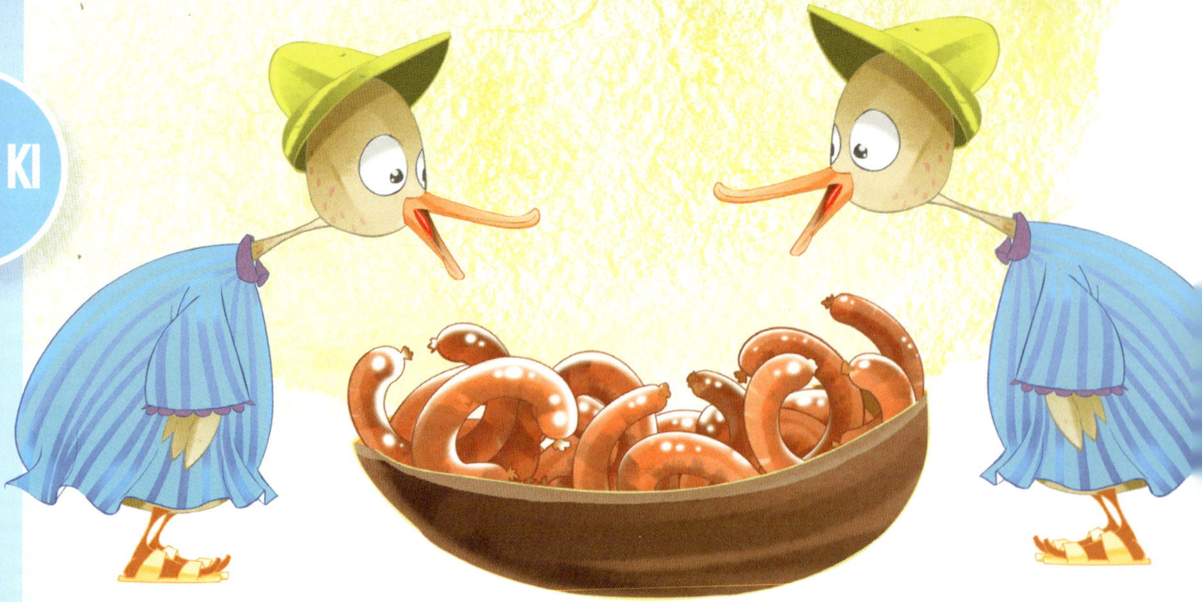

ŚWINKI I KACZKI

Kiedyś dzikie kaczki zostały zaproszone na przyjęcie. Świnki powiedziały:

– Bądźcie eleganckie!

– Kwa! Kwa! – zakwakały kaczki. – Pewnie!

Kupiły myśliwskie kapelusiki, założyły sukienki w niebieskie paski i sandałki. Na szyjki włożyły koraliki. Kaczki polakierowały loki lakierem, a kaczorki założyły na nóżki lakierki.

– U kwiaciarki kupimy bukiet żonkili! – zarządziła najstarsza kaczka.

Kiedy się wyszykowały, idą, patrzą, a tu na podwórzu stoi wielkie koryto. W nim kilogramy kiełbasy. Brudne świnki kiwają się przy korycie i kwiczą:

– Kwi! Kwi!

– A to brudaski! Wykiwały nas!

Od tej pory świnki i dzikie kaczki nie spotykają się ze sobą.

O GIBONIE

Pewien gibon był gigantyczny. Zginał się i gibał na długich nogach jak chorągiewka i wciąż rósł.

– Nogi mojego gibona giną w chmurach! – mówiła jego mama.

Żeby dać mu pierogi, wchodziła na szafę. Z gibona wszyscy się śmiali i nazywali go złośliwie Gi-gi Wygibasem.

Raz gibon wybrał się do lasu i tam spotkał angielskiego magika.

– Dam ci gi-gi jagody – rzekł magik. – Jak ktoś zacznie cię przezywać, rzuć jedną, a zobaczysz, co się stanie! – Po tych słowach magik zniknął.

Gibon wracał do domu, gdy zobaczył palący się ogień, a przy nim złośliwego Gienia.

– Ale z ciebie Gigantyczny Wygibas! – zachichotał Gienio i w tej samej chwili gibon rzucił w niego gi-gi jagodą.

– Gieniowi zaczęły rosnąć nogi, aż do samego nieba! A gibon wypiękniał.

– Ojej! Nie jestem już gigantyczny! – Ucieszył się.

A Gienio? Do dziś gibie się na długich nogach i szuka angielskiego magika, żeby wrócić do swojej postaci.

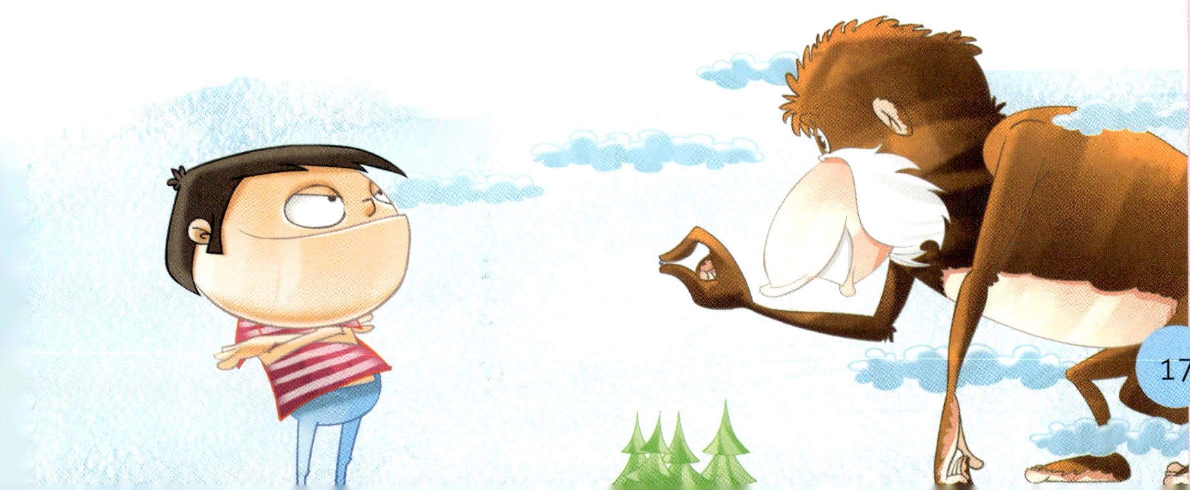

LILA

Latem przyszła na świat pszczółka Lila. Latała po lesie i polach, zlizywała rosę z konwalii, balansowała na latawcach. Lubiła lody czekoladowe i chleb z marmoladą. Nie chciało się jej pracować. Nie zbierała pyłku z kwiatów, wolała leżeć z ludźmi na plaży albo pić lemoniadę.

Ale gdy lato się skończyło, zrobiło się chłodno. Lila nie miała na co liczyć, a tu listki opadły z drzew. Zlękła się głodu i poleciała do ula.

– Królowo ula, mogę dostać trochę pyłku? – spytała.

– Latałaś latem i leniłaś się, a teraz chcesz od nas jedzenie? Jesteś lekkoduchem! – Królowa była zła. – Ale możesz strzec ula, a wtedy pozwolimy ci nocować. – Zlitowała się nad Lilą.

– Lila podziękowała i poleciała do pracy. Od tej pory wzorowo wypełniała swoje zadania.

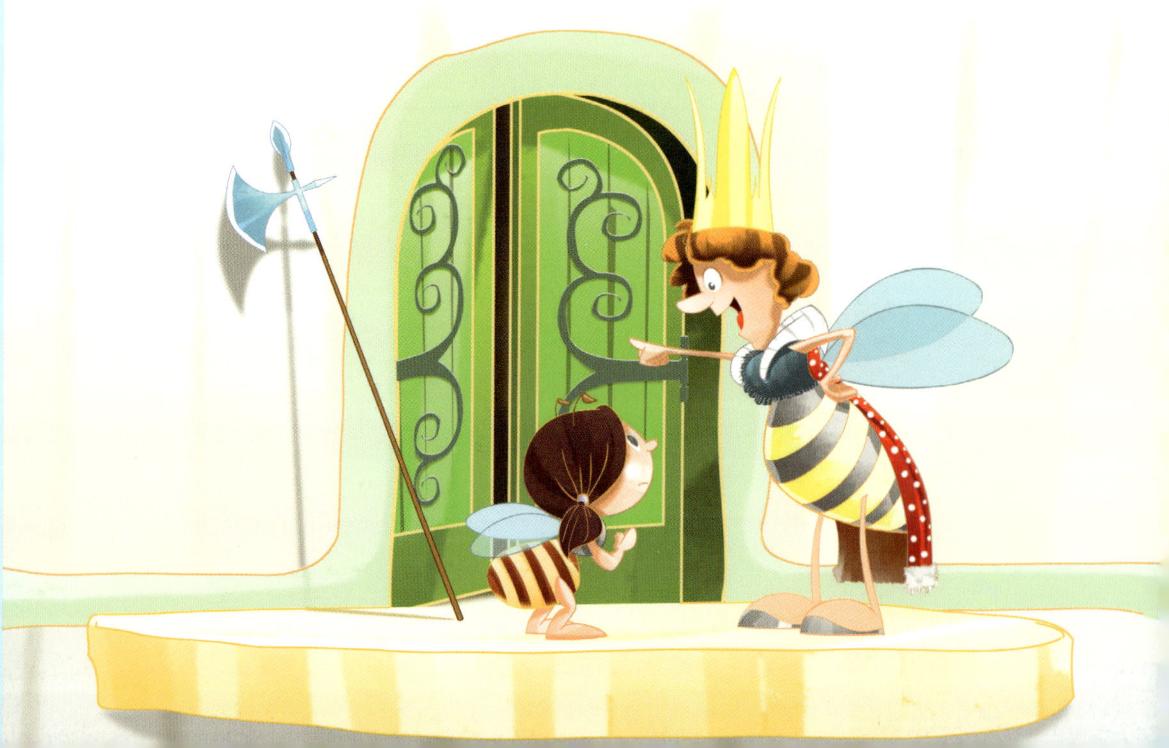

PCHŁY

Pchły w południe chciały wybrać się na łódkę.

– Weź spławik, może złowimy łososia – rzekła pchła Łaskotka.

– A ty weź słodycze i słonecznik, żebyśmy mogły łuskać ziarna z łupin – mówiła Pełka.

– A kto zawiezie nas na łódkę? – zapytała Miłka

Pomyślały, że właśnie są w łóżku na kołdrze.

– Złapiemy wyżła! – wpadła na pomysł Pełka.

Kiedy wyżeł wbiegł do sypialni, pchły wskoczyły na niego. Oj, zły był wyżeł! Drapał je łapami, bo gryzły go wszędzie, aż zerwał się do biegu. Pobiegł z pchłami na łódkę, ale wszedł do wody i zaczął płynąć.

– Ratunku! – piszczała Pełka.

– Nie umiem pływać! – wołała Miłka.

Zebrały się na głowie wyżła i tak przetrwały to pływanie.

– Już nigdy nie wybiorę się na łódkę! – poskarżyła się pchła Łaskotka.

– Więcej nie wsiądziemy na wyżła! – oznajmiła Pełka.

A wyżeł śmiał się, ucieszony, że pozbył się pcheł.

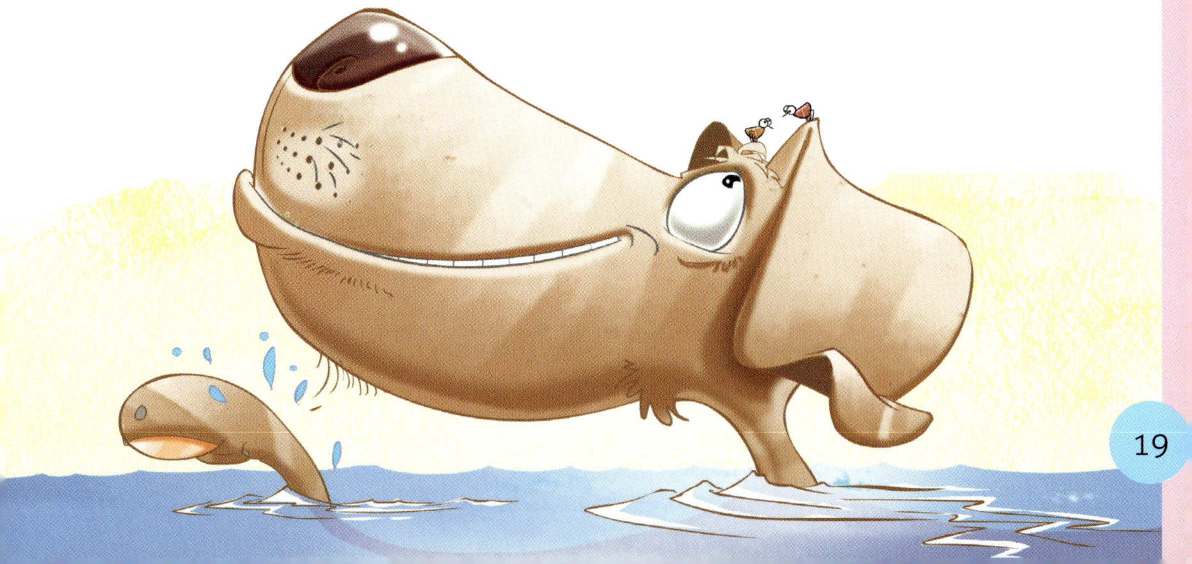

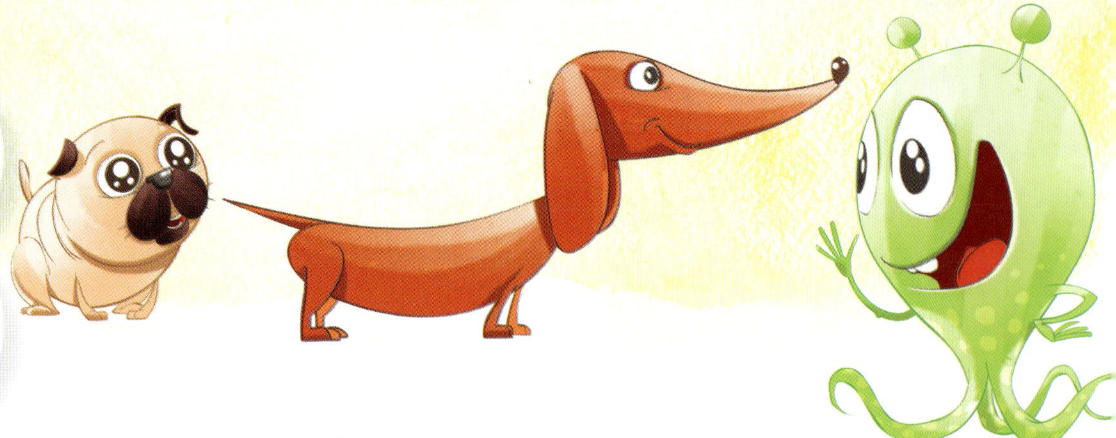

MAGNOLIE

W mieście wylądował statek Marsjan, któremu zabrakło paliwa. Kosmita, który z niego wysiadł, miał marsową minę.

– Od miliona lat nie miałem takiej przygody! Nie mam nawet mapy!

Szedł i patrzył na dym dymiący z kominów, na małe domy, samochody i samoloty.

– Mizernie! – myślał. – Mogę w minutę dać ludziom mnóstwo mądrości!

Na moście mijały go jamnik i mops. Natychmiast zrozumiał psi język i poprosił:

– Szukam kwiatu magnolii, z którego otrzymam paliwo do mojego statku. Pomożecie mi?

Mops i jamnik zaprowadziły Marsjanina do ogrodu, w którym rosły magnolie, a kosmita narwał ich, ile mógł.

– Cieszymy się, że możemy ci pomóc – rzekł mops.

– Przyjmijcie w zamian ode mnie mądrość – powiedział Marsjanin i zniknął z magnoliami.

Mops i jamnik wróciły do domu i merdały ogonkami. Ale ludzie nie rozumieli ich języka. Do dziś myślą, że psy, poza miłością, nie mają w sobie mądrości. I tu się mylą!

NIUNIUŚ

Nosorożec Niuniuś był wielkim niezdarą! W kuchni nachlapał niani na podłogę i naderwał ucho od dzbana. Na leśnej polanie zadzierał nos do nieba i przez to nadepnął słoniowi na nogę. A w niedzielę przez nieuwagę zniszczył niedźwiedziowi szklankę z miodowym napojem.

– Oj, nieładnie! Niuniuś ma się zmienić! – postanowiła pani Ania, wychowawczyni nosorożca. I zorganizowała kurs tańca!

– Nie będziesz się nudzić! – Namawiała Niuniusia tak długo, aż ten się zgodził.

Niedołęga najpierw następował na nogi tańczącym. Ale nagle złapał rytm!

Teraz nie trzeba go namawiać do ruchu. Nie nudzi się i przestał być niezgułą.

N
NI
Ń

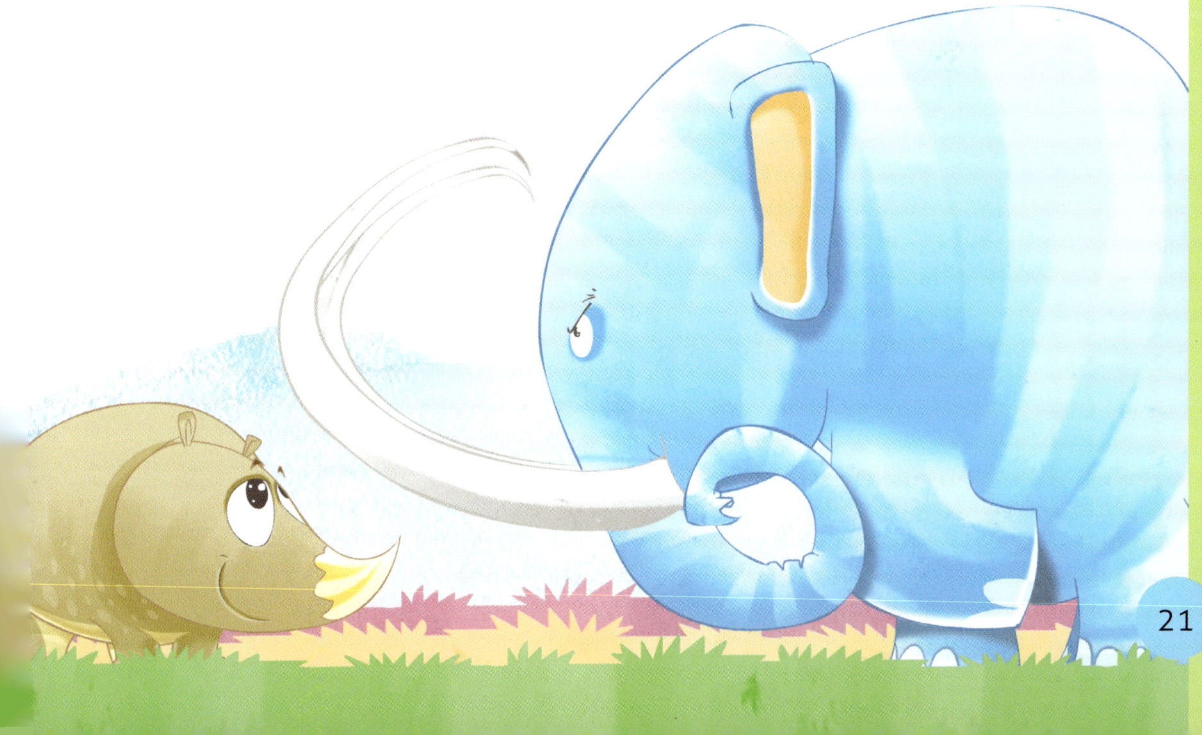

PACZKA

Patrycja pluskała się pod prysznicem, gdy ktoś zapukał do drzwi.

– Puk! Puk! Pocztowiec!

Pan z poczty przyniósł jej pokaźny pakunek.

– Co to za pudełko?

Popukała w nie palcem, potem położyła je na podłodze. Nadawcą był Paweł Pypek.

– Kto?

Tak prawdopodobnie nazywał się jej… pradziadek!

W środku paczki pachniało pomarańczami. Leżały tu dwie pary pantofli z pomponami, dwie pomarańcze i koperta z napisem: „Na pamiątkę spotkania! Paweł".

– Ojej! Ale sprawa! Paczkę nadano z Europy prawie sto lat temu!

Patrycja pomyślała:

– Pradziadek poznał wtedy prababcię. I pomyśleć, że wiele lat potem ja przyszłam na świat! – Położyła paczkę na półce. – To wspaniały podarunek z przeszłości.

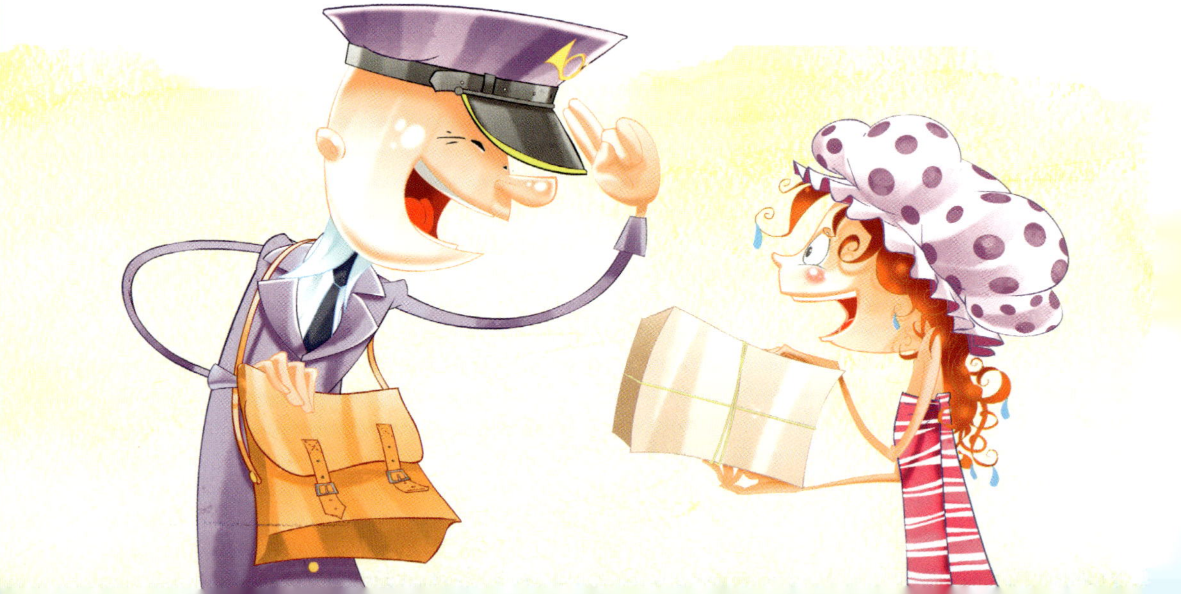

BUBA

Żaba Buba mieszkała w bloku z bratem Bolkiem.

– To bez sensu! – mówiła wróblowi. – Ba! Be! Bu! By! Niby mam meble, na balkonie begonie i bratki, ale brakuje mi basenu albo bagna! Chciałabym baraszkować i bawić się w błocie!

– A może w brudnej beczce z wodą? – spytał ją kiedyś bocian.

– Bzdura! Byłoby w niej za mało wody! – bąknęła żaba.

W sobotę po herbacie odkręciła kurki w łazience. Woda buzowała, aż wylała się do pokoju. Zrobiło się jezioro, w którym baraszkowała żaba.

Rankiem pan policjant wybrał się do żaby.

– Tak nie można, droga pani! Wypiszemy mandat! – burknął.

– Bezczelność! – oburzyła się żaba.

I wyjechała do uzdrowiska, gdzie codziennie kąpie się w błocie.

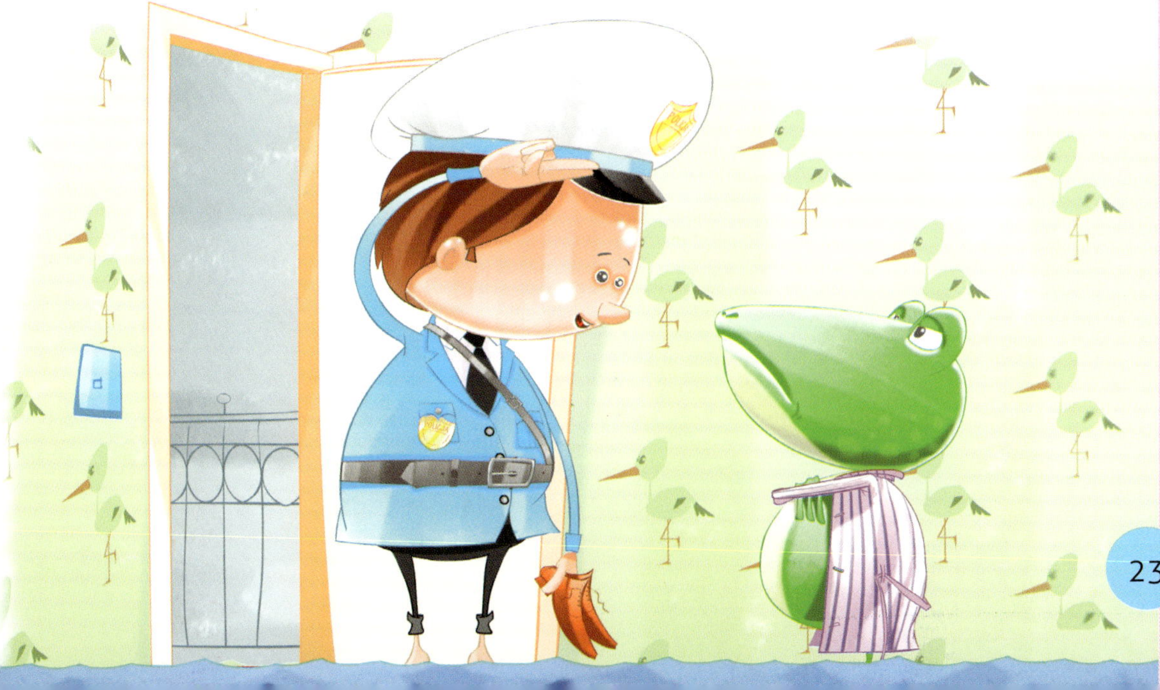

PIMPUŚ KAPITAN

Pingwin Pimpuś chciał być kapitanem okrętu albo pilotem. Miał piżamkę w pierzaste chmurki, pod którymi latały samoloty. Do kąpieli w pianie chodził w czapeczce pilotce i z pistoletem na pieprz. Pewnego wieczoru jako kapitan płynął pod piracką banderą po spienionych morskich falach.

– Pif-paf! – Strzelał do żaglowca, aż pierzchały mewy.

Wtem pingwin usłyszał nad sobą:

– Pimpusiu! Zbudź się, śpiochu!

To piegowata siostra pingwina weszła do łazienki i ujrzała go w piżamce, śpiącego w wannie. Dobrze, że w tej wannie nie było wody!

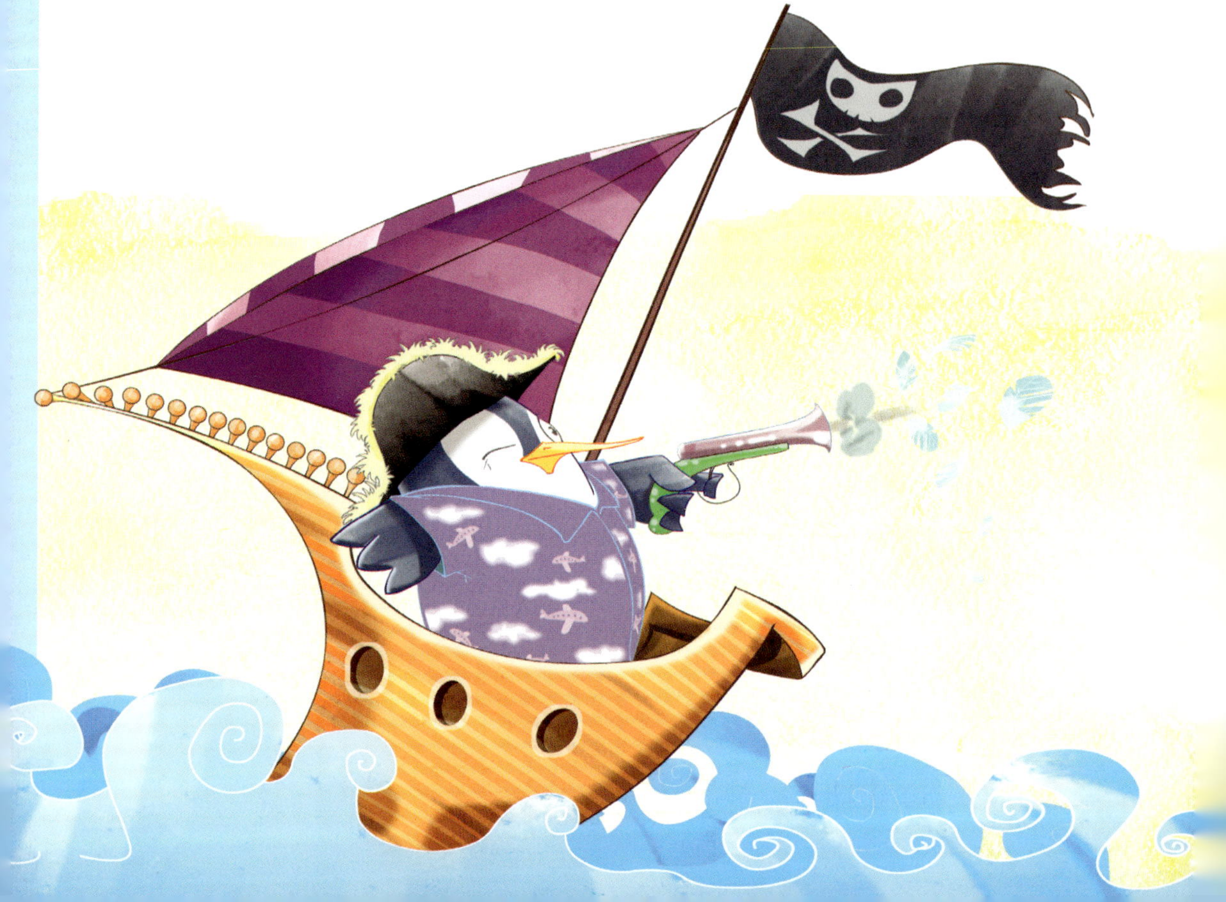

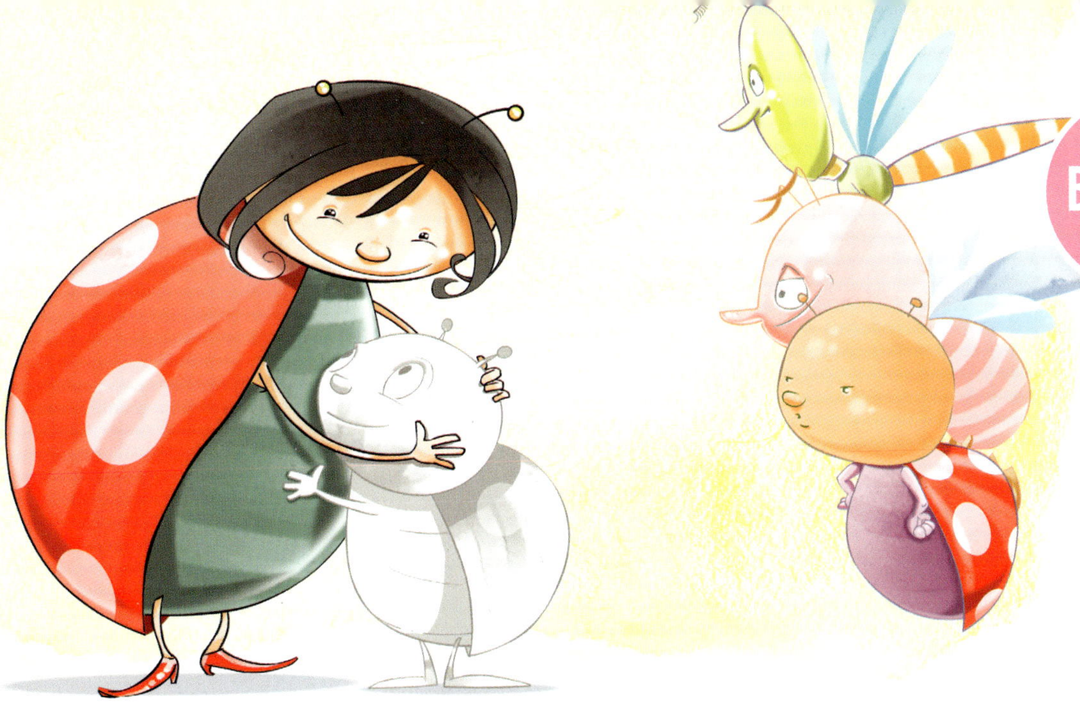

BIAŁA BIEDRONKA

– **Bi**ały **Bi**-**bi**! – wołały na **bi**ałą **bi**edronkę inne owady.

Biegały za nią w **bi**urze mamy, w przedszkolu i na **bi**waku, chciały ją **bi**ć, ale ona zawsze **bi**egała najszybciej.

– Nie **bi**erz so**bi**e tego do serca – mówiła **bi**edronce mama. – Jesteś niezwykłą **bi**elutką **bi**edronką bez kropek!

Ale ona była **bi**edna i marzyła, by polecieć na **bi**egun.

– Na **bi**egunie pewnie też są **bi**eluśkie **bi**edronki, takie jak ja – mówiła.

Pewnego razu do **bi**ura w**bi**egły szerszenie i rozpoczęły **bi**twę z **bi**edronkami. **Bi**edaczki, chowały się pod **bi**bułę i listki kwiatów, ale szerszenie poznawały je po kolorze. Tylko **bi**ała **bi**edronka uszła z życiem, choć siedziała na **bi**urku na **bi**szkopcie.

– Jak to dobrze, że jestem **bi**ała!

Odtąd była dumna z tego, że jest inna.

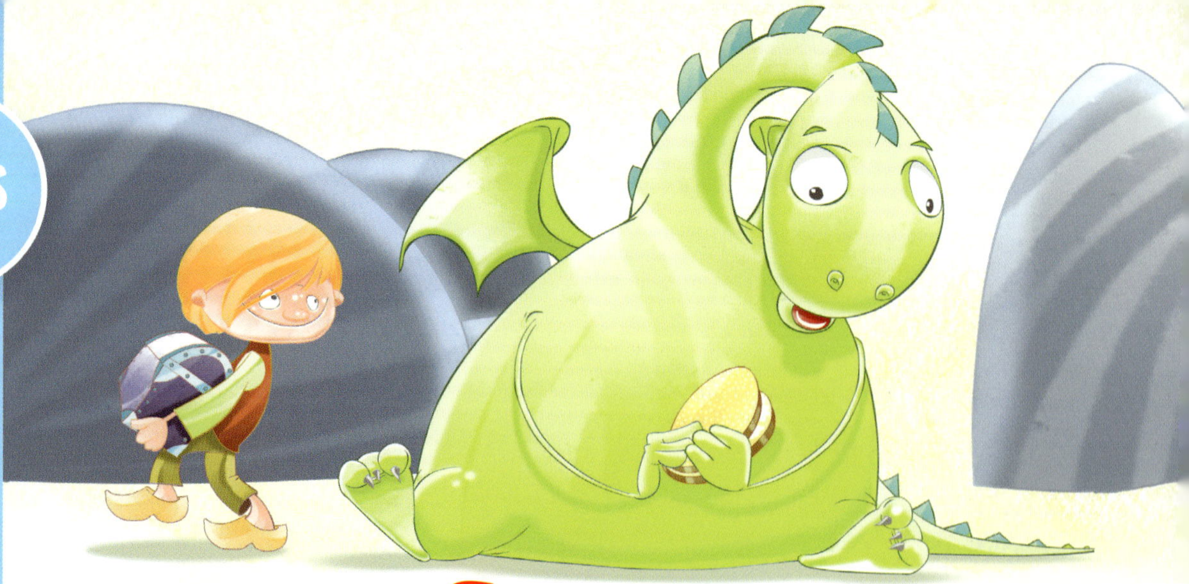

Smok

Smok Sergiusz był strażnikiem i strzegł królewskiego skarbu. Stał przed skałą i syczał groźnie na każdego śmiałka, który podstępem lub siłą starał się zdobyć stare srebrne monety. Budził strach, gdy spacerował wokół skał i spoglądał na rycerzy. Nawet sowy i sokoły straszył swoim sykiem.

Pewnej nocy sprytny Semko postanowił zdobyć skarb. Podkradł się do bestii z osełką masła i serem. Smok spojrzał na Semka i sam spytał:

– Skąd te smakołyki?

Semko odparł:

– Z pobliskiej gospody. Posmakuj. – Podzielił się z nim wszystkim, co miał.

– Super! – Smok, zamiast syczeć, jadł ser i chleb z masłem. Ale mu to smakowało!

W tej samej sekundzie Semko skradł mu skarb, a smok ani się obejrzał. Taki był głodny!

Okazało się, że Sergiusz w ogóle nie jadał mięsa!

Spryciarz Semko zyskał sławę i nakarmił smoka.

ZUZA I DROZD

Zuzanna miała złote serce. Pewnego razu rozpłakała się z żalu, gdy zmarł jej ukochany zajączek. Zapłakana, siedziała w swym zamku, gdy wtem znalazła za zasłoną złoty gwizdek.

– Kto go zostawił? – Zdumiała się i zagwizdała.

– Zaśpiewać dla ciebie to zaszczyt! – Przed Zuzią zjawił się drozd. – Jestem prezentem, który pokazuje się nieznajomemu zawsze wtedy, gdy ten z żalu zagwiżdże.

I zaczął śpiewać o tym, że poznanie przyjaciela zakłada rozstanie i ryzyko łez.

Drozd zaprowadził Zuzannę do gniazda, w którym zobaczyła pisklęta. Ucieszyła się. Zamiast płakać za zmarłym zwierzątkiem, zaopiekowała się drozdami. Zyskała przyjaciół na całe życie.

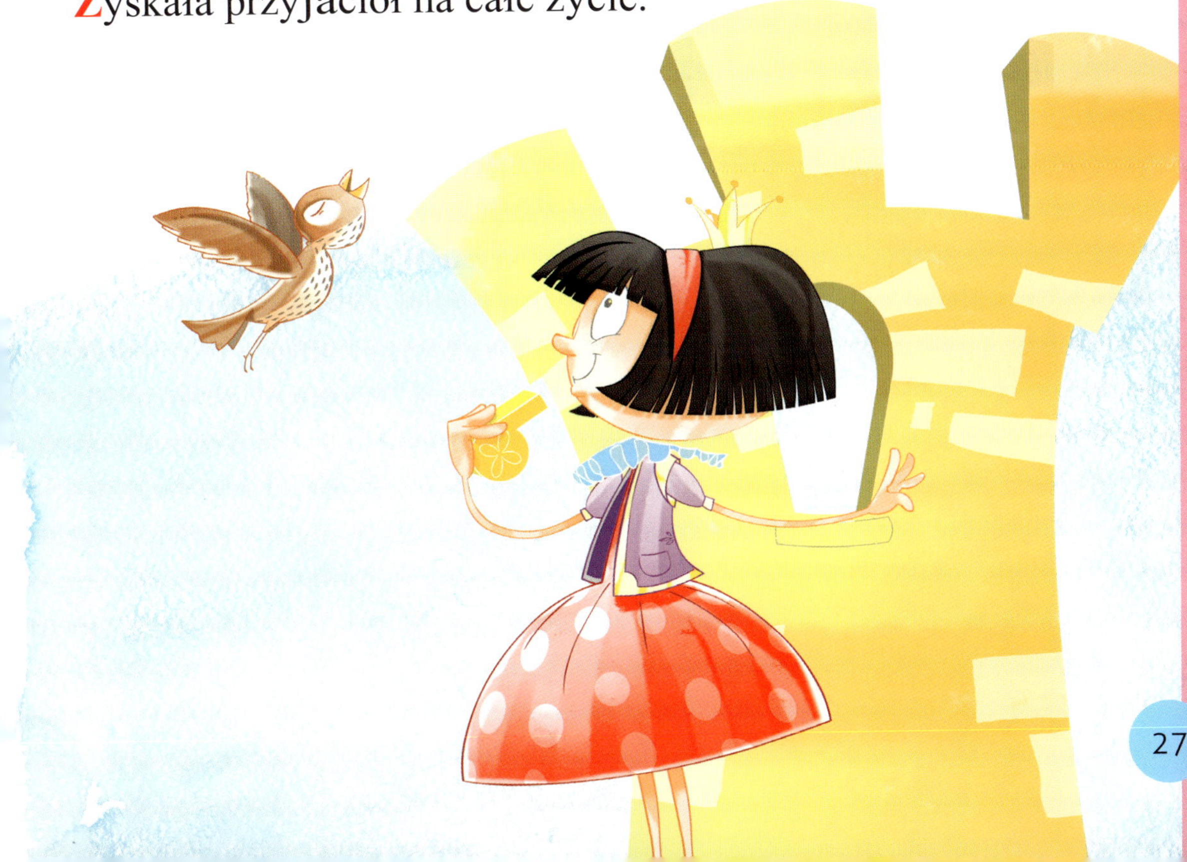

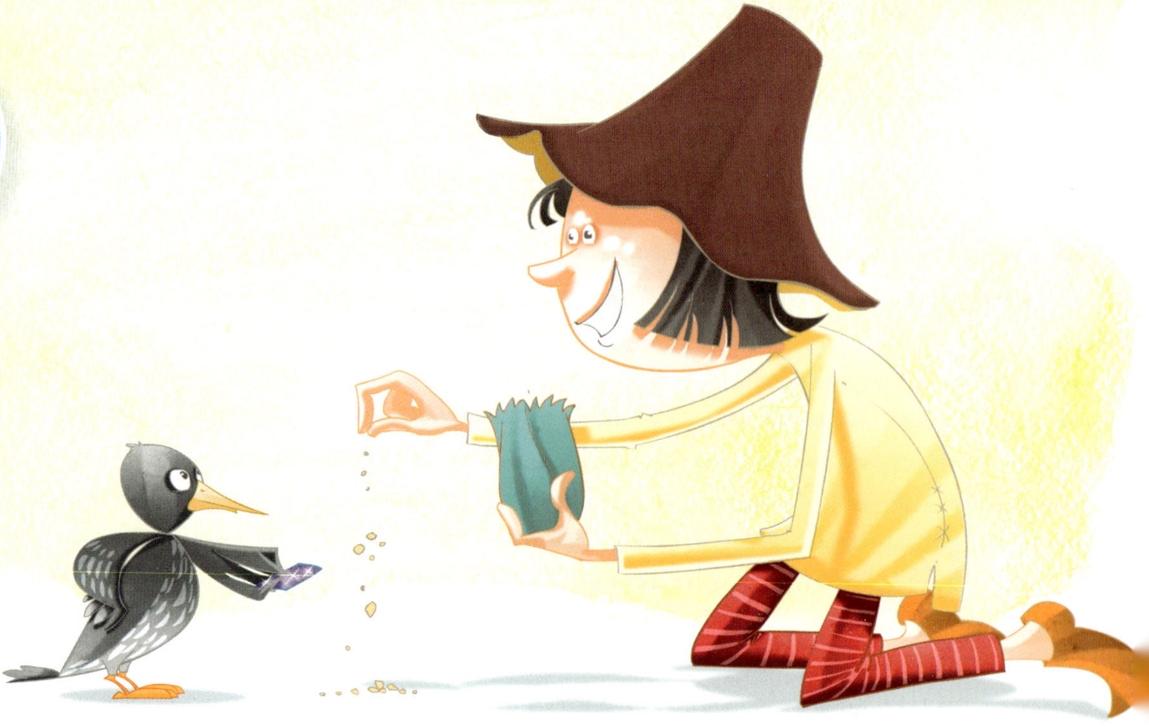

SZ

GROSZ

Łukasz znalazł na swoim szlaku grosz. Za grosz kupił biszkopty, pokruszył je, a okruszkami nakarmił mądrego szpaka Mateusza. Ucieszony Mateusz wyjął z szufladki szkiełko i dał je Łukaszowi.

– Dziękuję!

Łukasz poszedł ze szkiełkiem do sroczki.

– Jakie ładne! – rzekła sroczka. – Dam ci w zamian broszkę, którą się znudziłam. – I dała Łukaszowi broszkę.

Chłopak poszedł z nią do jubilera Szymona.

– To diamentowa broszka! – rzekł Szymon. Podszedł do szafy i wyjął z niej złote monety, którymi zapłacił za przedmiot.

Łukasz podziękował i kupił za nie dom z ogrodem. A wszystko to dzięki znalezionemu groszowi.

POŻAR

W potężnej rzece żył żółw Błażej. Przyjaźnił się z żółtą żabą i wodnymi stworzeniami. Żył dobrze z każdym i wszyscy go lubili. Pewnego razu żmija zauważyła dym unoszący się nad lasem jak grzyb.

– Pożar! – wrzasnęła.

Zwierzęta rzuciły się do ucieczki przez rzekę, ale nie każde z nich umiało pływać. Małe zajączki, żmijki, żuki i żabki zginęłyby niechybnie!

– Nie dam zginąć przyjaciołom! – rzekł do siebie żółw.

Skrzyknął do pomocy inne żółwie i każdy z nich ustawiał się w rzece w poprzek, jeden na grzbiecie drugiego. W taki sposób utworzyły ze swych szerokich, mocnych skorup most, po którym, jak przez korytarz, zwierzęta przebiegały na drugą stronę.

– Hura! Zostaliśmy uratowani! – wrzeszczały szczęśliwe, a potem odznaczyły żółwia Błażeja medalem za uratowanie im życia.

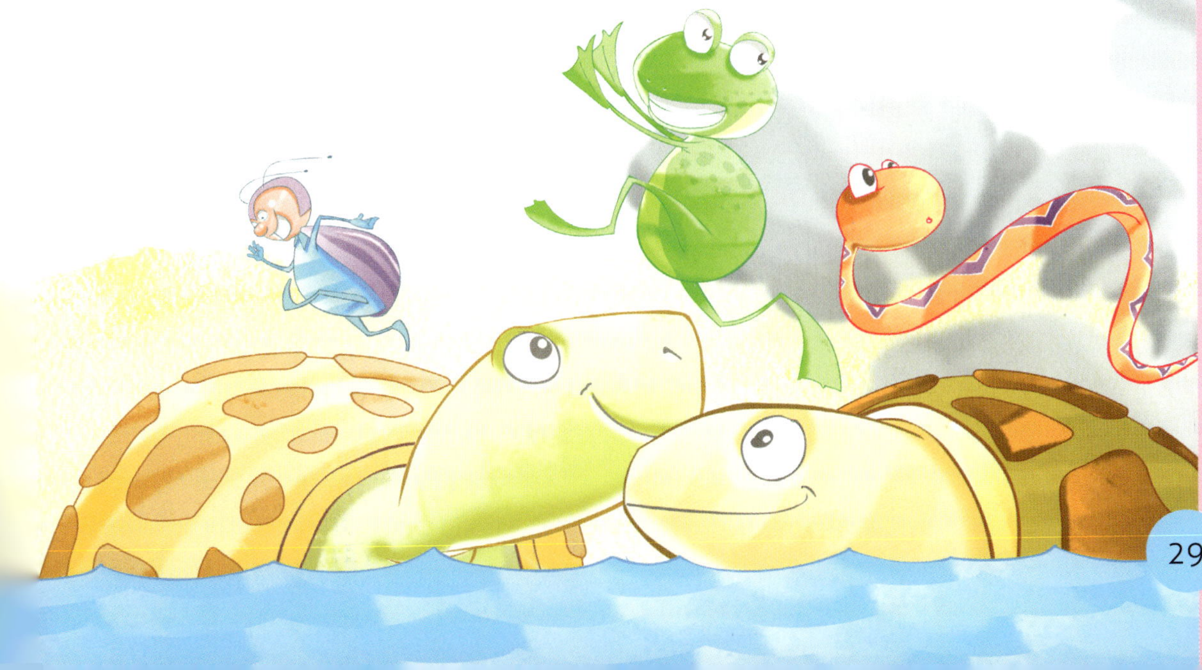

Ż

RZ

Osiem świnek

We wsi mieszkało osiem świnek. Basia, ich mamusia, wpuściła je do kuchni i postawiła na stole naleśniki na maśle z wiśniami.

– Poprosimy o śmietanę! – zawołała świnka Pysia. I ubrudziła śliniak śmietaną.

– Jesteś ślamazarą! – powiedziały złośliwe świnki.

– A wy złośnicami! – rozzłościła się Pysia, aż mamusia krzyknęła:

– Za karę dziś nie dostaniecie ptysi na deser!

Świnki wyprały ze śliniaka ślady śmietany, a potem ruszyły śpiesznie leśną ścieżką. Wtem napotkały krasnoludka.

– Jesteście same w lesie. – Zaniepokoił się i zaprosił je do… pałacu królewny Śnieżki.

– Siadajcie – uśmiechnęła się Śnieżka. Osiem świnek usiadło, a siedem krasnoludków zaczęło jeść obiad. Nie siorbały ani nie śmieciły. Świnki zawstydziły się i postanowiły wziąć przykład z krasnali.

Gdy wróciły do domu, mamusia nie mogła się nadziwić, że tak ślicznie jedzą!

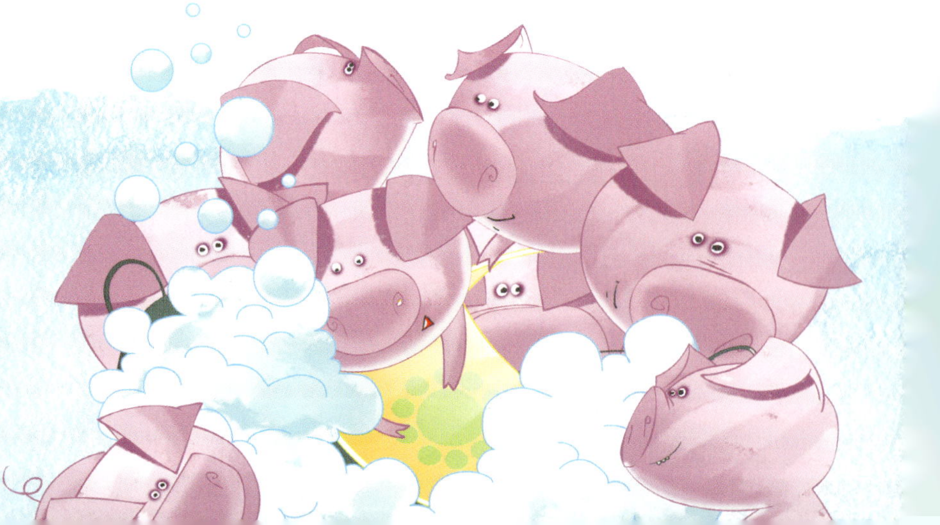

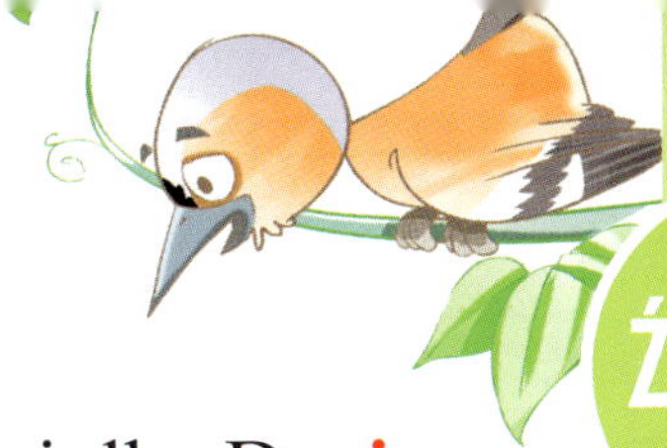

ZIĘBA

Pewnej mroźnej zimy zięba przyleciała do osiołka Dyzia.

– Przezimuję u ciebie w kuźni – zaświergotała. – Masz ziarna oziminy. Nie obraź się, ale my, zięby i zimorodki, śpimy na ziemi.

– Dobrze! – Osioł machnął kopytem. – Zimuje tu mój bliźniak osioł Rysio i źrebię, i koziołek Zdzisio. Właściciel przynosi nam ziemniaki i zimną wodę ze źródła.

I tak zięba przezimowała u koziołka. Na wiosnę odleciała. Kiedy jesienią usiadła na gałęzi w kuźni, usłyszała rozmowę między właścicielem osiołka a kupcem.

– Weźmiemy młodego do noszenia ziemniaków, ale jego brata nie kupimy. Jest starszy.

– Zięba pośpieszyła do osiołka. – Kupiec wywiezie cię na pole. No i musisz rozstać się z bliźniakiem Rysiem. Ale nie martw się, teraz mam okazję się wam odwdzięczyć.

Poprowadziła osiołki w zieloną gęstwinę, gdzie była stara szopa.

– Tu nikt was nie znajdzie!

– Jesteś wspaniała! – Osiołek przyniósł ziębie poziomki.

Zwierzęta zamieszkały wśród przyjaciół. A zięba i zimorodek przynosiły im zimą źdźbła trawy.

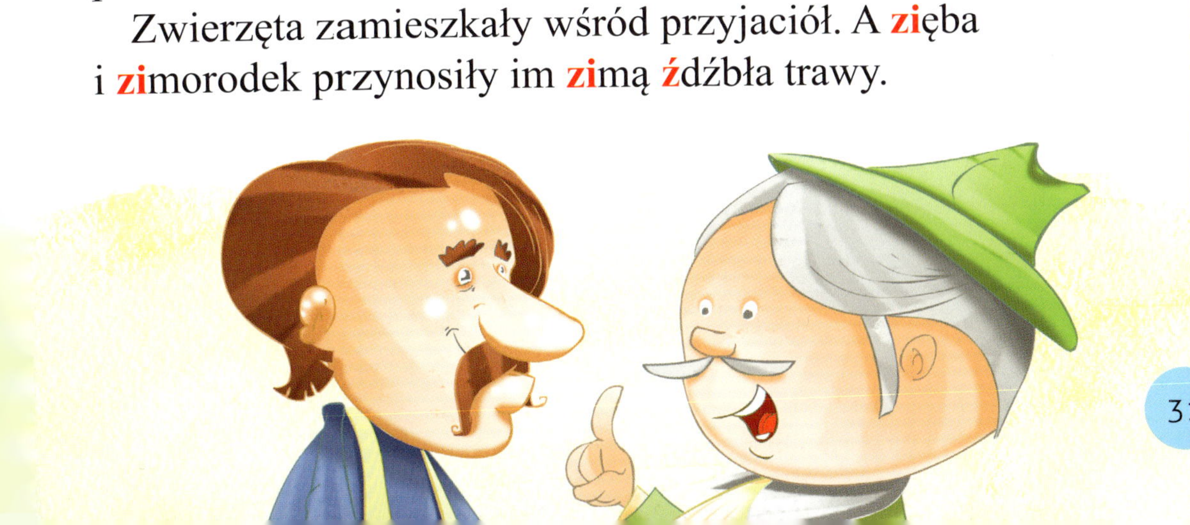

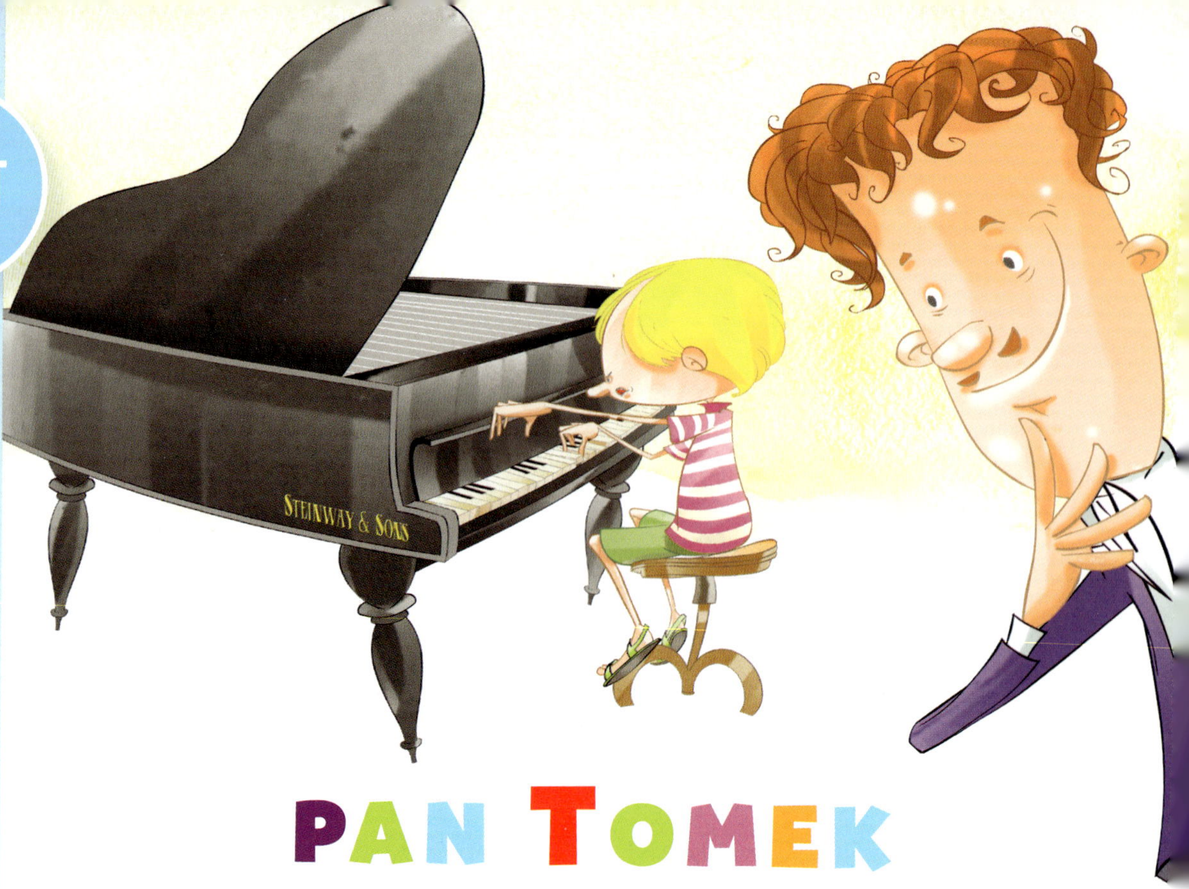

T

PAN TOMEK

Tata Stefka był trębaczem. Chciał, by synek uczył się grać na fortepianie, więc Stefek siadał na tabaczkowym taborecie i trafiał palcami w klawisze. Ale nie w te co trzeba! Tupał nogą i strasznie się złościł.

Raz przyszedł do Stefka pan Tomek, kompozytor.

– O rety! To tajemniczy instrument – rzekł, patrząc na fortepian.

– Tajemniczy? – zainteresował się Stefek.

– Tak, potrafi wyczarowywać tęczowe obrazy.

Pan Tomek delikatnie położył ręce na klawiszach. I wtem potoczyły się dźwięki muzyki. Trzepotały jak motyle na wietrze, potem latały jak strzały albo samolot. Trzeszczały i huśtały się jak na huśtawce.

A Stefek patrzył na to i chłonął oczami teatr. Postanowił, że zostanie pianistą.

ŁUBU-DUBU

– Łubu-dubu! Du-du-du-du!

To drwal Dobromir dokucza drzewom. Dużo ich już ściął siekierą i wykopał po drodze. Zagląda do dołka po dębie, a tu z dołka wyskakuje krasnoludek.

– Daj mi domek – prosi.

Zdumiał się Dobromir. Tyle dębów ściętych dokoła, a ten chce domek! Drwal dmuchnął w dłonie, wziął siekierę i zaczęło się dudnienie dokoła dębowej polany. Zbił z desek ładny dom ze schodami i jadalnią.

– Okazałeś mi dobroć, za to na jeden dzień zamienię cię w księcia.

Dobromir stał się pięknym księciem, miał swój zamek, ogród i karocę. Na balu poznał cudnej urody królewnę Dalilę. Panna zakochała się w młodym księciu, ale gdy wybiła północ, stał się on znów biednym drwalem.

– Ach! Jesteś jednym z mych poddanych! – zdumiała się Dalila. – Ale i tak zostanę twoją żoną!

– Odbył się ślub młodej pary, a drwal do dziś jest wdzięczny krasnoludkowi za podarunek.

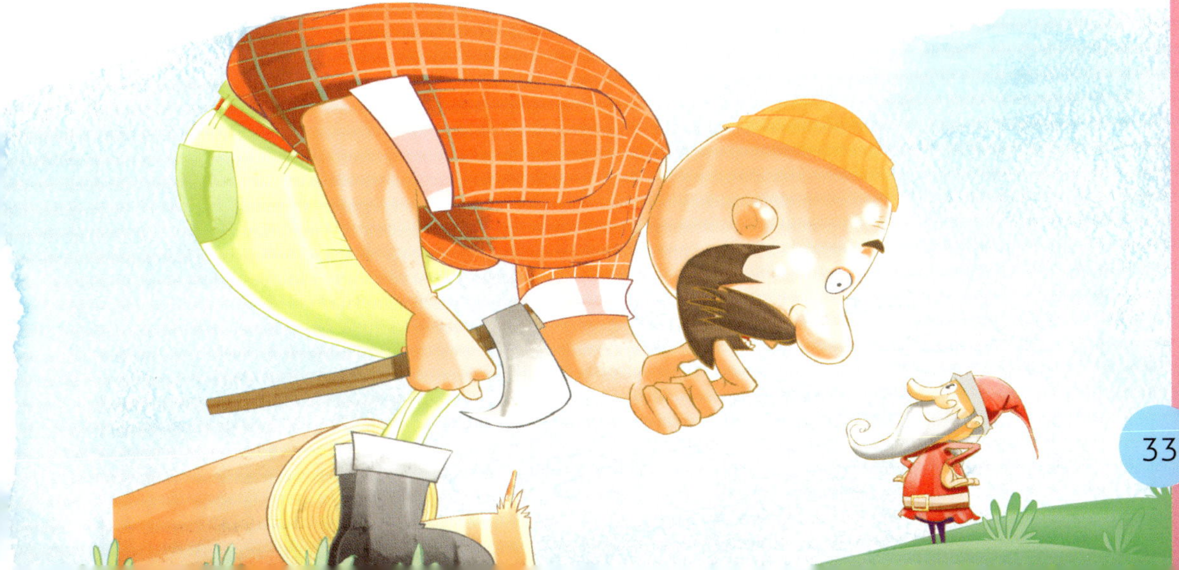

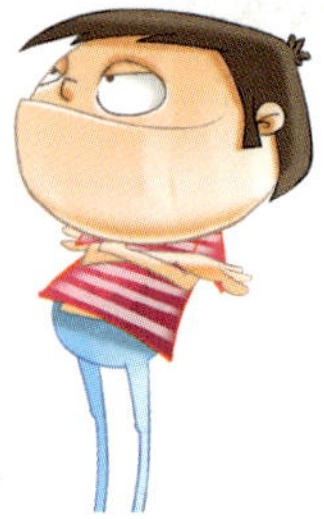

spis treści

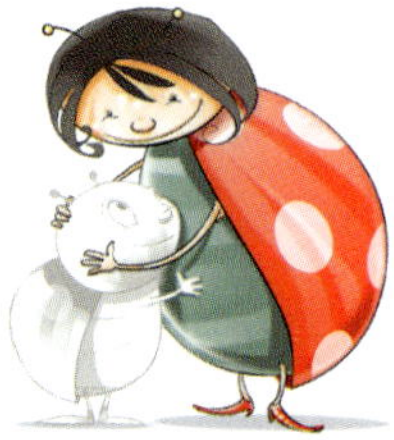

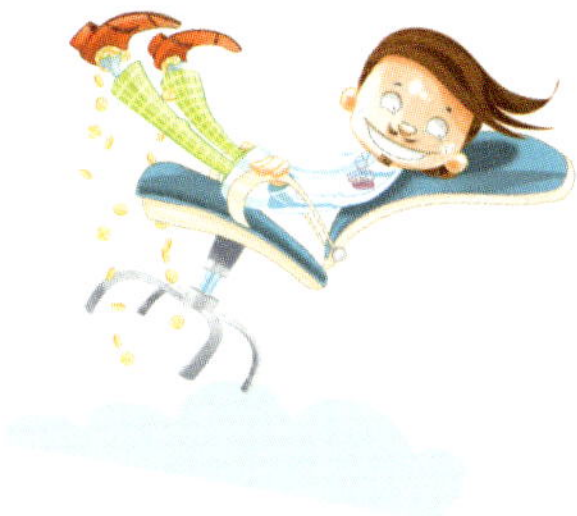

KUP TERAZ

www.wydawnictwomartel.pl

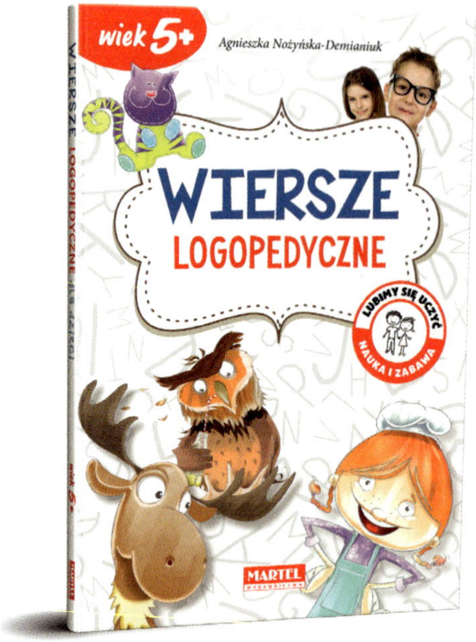

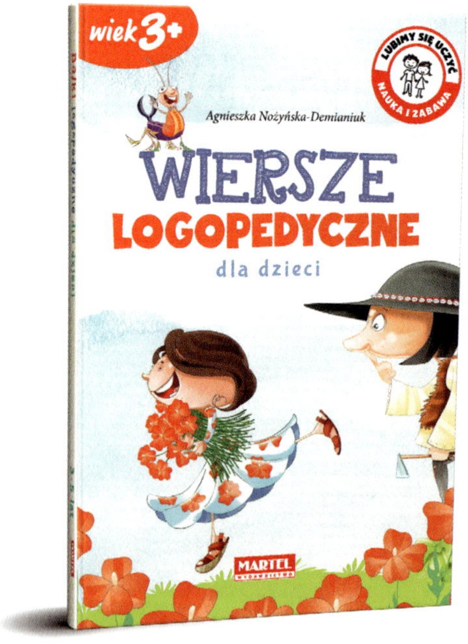

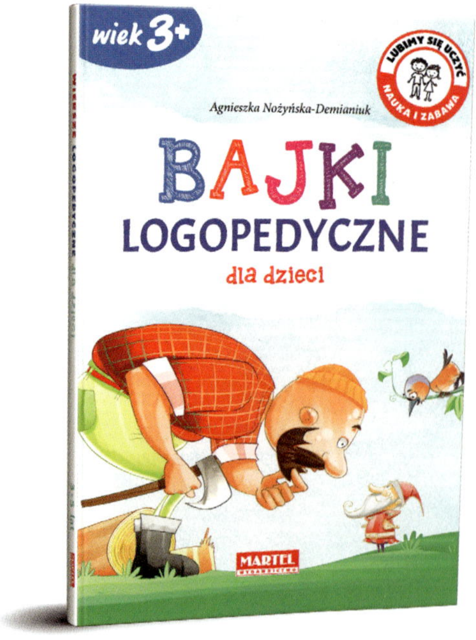